Kurzdarmsyndrom - Ernährungstherapie bei Kindern und Erwachsenen

Johannes Hilberath
Martina Kohl-Sobania
Andreas Pascher · Valerie Stolz
Hrsg.

Kurzdarmsyndrom - Ernährungstherapie bei Kindern und Erwachsenen

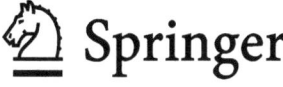

Hrsg.
Johannes Hilberath
Klinik für Kinderheilkunde I
Universitätsklinikum Tübingen
Tübingen, Deutschland

Martina Kohl-Sobania
Klinik für Kinder- und Jugendmedizin
Universitätsklinikum Schleswig-Holstein
Lübeck, Deutschland

Andreas Pascher
Allgemein- und Viszeral-Chirurgie
Universitätsklinikum Münster
Münster, Deutschland

Valerie Stolz
Klinik für Kinderheilkunde I
Universitätsklinikum Tübingen
Tübingen, Deutschland

ISBN 978-3-662-70595-7   ISBN 978-3-662-70596-4 (eBook)
https://doi.org/10.1007/978-3-662-70596-4

Die Deutsche Nationalbibliothek verzeichnet diese Publikation in der Deutschen Nationalbibliografie; detaillierte bibliografische Daten sind im Internet über https://portal.dnb.de abrufbar.

© Der/die Herausgeber bzw. der/die Autor(en), exklusiv lizenziert an Springer-Verlag GmbH, DE, ein Teil von Springer Nature 2025

Das Werk einschließlich aller seiner Teile ist urheberrechtlich geschützt. Jede Verwertung, die nicht ausdrücklich vom Urheberrechtsgesetz zugelassen ist, bedarf der vorherigen Zustimmung des Verlags. Das gilt insbesondere für Vervielfältigungen, Bearbeitungen, Übersetzungen, Mikroverfilmungen und die Einspeicherung und Verarbeitung in elektronischen Systemen.
Die Wiedergabe von allgemein beschreibenden Bezeichnungen, Marken, Unternehmensnamen etc. in diesem Werk bedeutet nicht, dass diese frei durch jede Person benutzt werden dürfen. Die Berechtigung zur Benutzung unterliegt, auch ohne gesonderten Hinweis hierzu, den Regeln des Markenrechts. Die Rechte des/der jeweiligen Zeicheninhaber*in sind zu beachten.
Der Verlag, die Autor*innen und die Herausgeber*innen gehen davon aus, dass die Angaben und Informationen in diesem Werk zum Zeitpunkt der Veröffentlichung vollständig und korrekt sind. Weder der Verlag noch die Autor*innen oder die Herausgeber*innen übernehmen, ausdrücklich oder implizit, Gewähr für den Inhalt des Werkes, etwaige Fehler oder Äußerungen. Der Verlag bleibt im Hinblick auf geografische Zuordnungen und Gebietsbezeichnungen in veröffentlichten Karten und Institutionsadressen neutral.

Springer ist ein Imprint der eingetragenen Gesellschaft Springer-Verlag GmbH, DE und ist ein Teil von Springer Nature.
Die Anschrift der Gesellschaft ist: Heidelberger Platz 3, 14197 Berlin, Germany

Wenn Sie dieses Produkt entsorgen, geben Sie das Papier bitte zum Recycling.

Vorwort

Das Kurzdarmsyndrom ist nicht nur eine sehr seltene, sondern auch eine sehr komplexe Erkrankung. Jeder Patient ist einzigartig. Die funktionelle Kapazität zur Resorption kann auch bei vergleichbarer Restdarmanatomie sehr unterschiedlich sein. Das Konzept der intestinalen Rehabilitation mit einem multiprofessionellen Behandlerteam hat in den letzten Jahrzehnten zu einer bedeutsamen Verbesserung der Versorgung der betroffenen Patienten geführt. Komplikationen durch die parenterale Ernährung wie die Hepatopathie bei chronischem Darmversagen sind in den Hintergrund getreten und das Ziel einer enteralen Autonomie, d. h. der Unabhängigkeit von parenteraler Ernährung, steht uns immer vor Augen.

Essen und Trinken sind für die meisten Menschen sehr selbstverständlich und so alltäglich präsent, dass wir uns häufig kaum Gedanken darüber machen. Ernährung bedeutet Lust und Genuss, gemeinsames Erleben, Kreativität, Lebensqualität und vieles mehr. Für Menschen mit einem Kurzdarmsyndrom steht die Ernährung ebenfalls im Mittelpunkt, sie ist allerdings auch mit Regeln und Einschränkungen verbunden. Auch unmittelbar spürbare Auswirkungen wie Durchfälle und Bauchschmerzen gehören hier ebenso zum Lebensalltag und können die Freude am Essen trüben.

Für das Behandlerteam stellt die Ernährungstherapie den wichtigsten Baustein in der ganzheitlichen Betreuung von Menschen mit Kurzdarmsyndrom dar. Die langzeit- und heimparenterale Ernährung ermöglichen ein langfristiges Überleben, sind jedoch mit Risiken assoziiert und schränken den Alltag der Patienten ein. Eine erfolgreiche Entwöhnung von parenteraler Ernährung gelingt nur mit oral-enteraler Ernährung, die sich allerdings nicht so leicht und selbstverständlich gestaltet wie bei darmgesunden Menschen.

Das vorliegende Praxisbuch widmet sich der oralen und enteralen Ernährungstherapie beim Kurzdarmsyndrom vom Neugeborenen bis zum Erwachsenen, von der unmittelbaren postoperativen Zeit bis zum Ende der Adaptationsphase und über das Erreichen einer enteralen Autonomie hinaus. Die zugrunde liegenden Erkrankungen und die besonderen Bedürfnisse bei der Ernährung sind bei Kindern und Erwachsenen zwar unterschiedlich, aber die Prinzipien und auftretenden Probleme sind übertragbar, sodass Kinder- und Erwachsenenteams am Ende auch voneinander lernen können.

Das Buch vermittelt Wissen über die Erkrankung und erklärt physiologische Grundlagen wie pathophysiologische Zusammenhänge, die für das Verständnis der Darmfunktion und der Möglichkeiten für eine erfolgreiche orale Ernährung beim Kurzdarmsyndrom von Bedeutung sind. Es soll Ärzte und Ernährungsfachkräfte befähigen, die Patienten und deren Familien gut zu beraten und zu begleiten sowie beim Auftreten von Problemen Zusammenhänge zur Ernährung zu erkennen und zu beheben.

Unser Ziel ist es, mit diesem Fachbuch einen Beitrag zu einer gesunden und an das Kurzdarmsyndrom adaptierten Ernährung zu leisten, die den betroffenen Patienten Wohlbefinden, mehr Lebensqualität und ein Höchstmaß an Unabhängigkeit von parenteraler Ernährung schenkt.

Die Herausgeberinnen und Herausgeber möchten daher allen Autorinnen und Autoren herzlich danken, die in ihren Beiträgen Evidenz und Erfahrung gebündelt und somit zur Gestaltung und Begründung dieses praxisnahen Buches beigetragen haben. Abschließend und ausdrücklich möchten wir auch allen Kindern, Jugendlichen und deren Familien sowie erwachsenen Patienten mit Kurzdarmsyndrom, von denen wir lernen durften und von deren Erfahrungen dieses Buch gefüllt ist, unseren Dank aussprechen.

Tübingen, Deutschland	Johannes Hilberath
Lübeck, Deutschland	Martina Kohl-Sobania
Münster, Deutschland	Andreas Pascher
Tübingen, Deutschland	Valerie Stolz
November 2024	

Hinweis

Die Veröffentlichung dieses Werkes wurde gesponsort durch die BA.Unternehmensgruppe – Vertriebsbereich Ambulante Patientenversorgung.

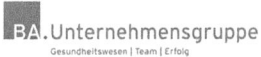

Das Sponsoring belief sich auf die Übernahme von Druck- und Vertriebskosten. Eine Vergütung der Herausgeber wurde weder durch die BA.Unternehmensgruppe noch durch deren verbundene Unternehmen geleistet. Ebenso wurde kein sonstiger Einfluss auf diese und/oder die Inhalte des Buches ausgeübt.

Inhaltsverzeichnis

Teil I Kurzdarmsyndrom

1 Kurzdarmsyndrom bei Kindern 3
Johannes Hilberath
  1.1 Definition und Epidemiologie 3
  1.2 Ursachen des Kurzdarmsyndroms 4
  1.3 Pädiatrisches Kurzdarmsyndrom und intestinale Rehabilitation 5
  1.4 Anatomische Klassifikation des Kurzdarmsyndroms
       und Bedeutung für die Prognose 6
  1.5 Pathophysiologie und Phasen nach Darmresektion 8
  1.6 Enterale Autonomie 10
  Literatur... 10

2 Kurzdarmsyndrom bei Erwachsenen 13
Sabrina Klinner und Madeleine Aschhoff
  2.1 Epidemiologie und Ursachen............................. 13
  2.2 Anatomie und Pathophysiologie 14
  2.3 Postoperative Phasen des Kurzdarmsyndroms................ 15
  Literatur... 15

3 Bedeutung des Mikrobioms 17
Johanna Behn und Sabrina Klinner
  3.1 *Entwicklung* 18
  3.2 Funktionen.. 19
        3.2.1 Nährstoff- und Energieversorgung................... 20
        3.2.2 Interaktion mit dem Immunsystem
              und Schutz vor Krankheitserregern.................. 20
  3.3 Kurzdarmsyndrom und Mikrobiom........................ 21
  Literatur... 22

Teil II Ernährungstherapie

4 Ernährungstherapie bei pädiatrischem Kurzdarmsyndrom 27
Johannes Hilberath und Magdalena Brinkmann
- 4.1 Ziele und Grundprinzipien der oral-enteralen Ernährungstherapie 27
- 4.2 Orale und enterale Ernährungstherapie 32
  - 4.2.1 Nahrungsbeginn 33
  - 4.2.2 Orale und enterale (Sonden-)Ernährung 33
  - 4.2.3 Nahrungsauswahl und -zusammensetzung 34
  - 4.2.4 Blended Diet 40
- 4.3 Postoperatives Ernährungsmanagement 41
- 4.4 Orale Aversion, Ess- und Fütterstörungen 46
- Literatur 48

5 Ernährungstherapie bei Erwachsenen mit Kurzdarmsyndrom 51
Lydia Lambert, Sabrina Klinner und Madeleine Aschhoff
- 5.1 Ziele und Grundprinzipien der oral-enteralen Ernährungstherapie 51
- 5.2 Orale und enterale Ernährungstherapie 53
- 5.3 Postoperatives Ernährungsmanagement 54
- Literatur 56

6 Nährstoffe und symptombezogene Diätetik bei Kurzdarmsyndrom 57
Sabrina Klinner, Lydia Lambert, Madeleine Aschhoff, Martina Kohl-Sobania und Johannes Hilberath
- 6.1 Kohlenhydrate 58
  - 6.1.1 Ballaststoffe 60
  - 6.1.2 Zuckeraustauschstoffe und Süßstoffe 62
- 6.2 Eiweiß 64
- 6.3 Fett 66
  - 6.3.1 Mittel- und langkettige Triglyzeride 66
  - 6.3.2 Sättigung von Fettsäuren und Fettsäuremuster 69
  - 6.3.3 *Fettverdauung* 70
- 6.4 Mikronährstoffe 71
  - 6.4.1 *Vitamine* 72
  - 6.4.2 *Mineralstoffe* 74
  - 6.4.3 Weitere Nährstoffe 75
- 6.5 Fermentierbare Oligosaccharide, Disaccharide, Monosaccharide und Polyole (FODMAP) 76
  - 6.5.1 *Kohlenhydrat(sub)typen* 76
  - 6.5.2 *Phasen der FODMAP-armen Ernährung* 77
- 6.6 Orale Rehydratation 79
- 6.7 Ernährungsempfehlungen bei intestinalem Stoma und Diarrhö 81

6.8	Oxalat und Nierensteine.	83
6.9	D-Laktatazidose	85
6.10	Metabolische Azidose und Alkalose	87
6.11	Nahrungsmittelallergien bei Kindern mit Kurzdarmsyndrom	87
	Literatur.	88

Teil III Überwachung und Kontrolle der Ernährungstherapie bei Kurzdarmsyndrom

7 Monitoring der Ernährungstherapie bei pädiatrischem Kurzdarmsyndrom 97
Johannes Hilberath und Valerie Stolz
7.1	Körperliches Wachstum und Körperzusammensetzung	98
7.2	Klinischer Zustand	99
7.3	Ernährungsprotokoll, Zufuhr und Ausfuhr	99
7.4	Laborchemische Kontrollen	102
7.5	Komplikationen und Beschwerden	104
	Literatur.	104

8 Monitoring der Ernährungstherapie bei Erwachsenen mit Kurzdarmsyndrom. 107
Lydia Lambert und Madeleine Aschhoff
Literatur. 113

9 German-Nutrition Care Process bei erwachsenen Patienten mit Kurzdarmsyndrom. 115
Lydia Lambert
Literatur. 127

Teil IV Medikation und Substitution bei Kurzdarmsyndrom

10 Medikation. 131
Martina Kohl-Sobania
10.1	Motilitätshemmer	131
10.2	Protonenpumpenhemmer	132
10.3	Pankreasenzyme	132
10.4	Colestyramin	132
10.5	Ursodeoxycholsäure	133
10.6	Teduglutid	134
	Literatur.	136

11 Substitution von Vitaminen, Mineralstoffen und Spurenelementen 137
Martina Kohl-Sobania
11.1	Fettlösliche Vitamine	137
11.2	Vitamin B_{12}	138
11.3	Eisen	138

	11.4	Zink und Selen	139
	11.5	Kalzium	139
	Literatur		139

Teil V Herausforderungen im Alltag von Patientinnen und Patienten mit Kurzdarmsyndrom

12 Ernährungsbezogene Herausforderungen im Alltag von Kindern und Jugendlichen mit Kurzdarmsyndrom 143
Johannes Hilberath und Valerie Stolz

13 Herausforderungen im Alltag von Erwachsenen mit Kurzdarmsyndrom 147
Madeleine Aschhoff und Lydia Lambert
    13.1 Der Euroschlüssel als Zugangssystem für behindertengerechte Einrichtungen in Europa 148
    13.2 Einsatz von Colestyramin bei Ileostoma 148
    13.3 Erhöhtes Durstempfinden 149
    Literatur 149

Autorinnen und Autoren

Madeleine Aschhoff Abteilung für Diabetologie, Endokrinologie und Ernährungsmedizin, Medizinische Klinik B für Gastroenterologie, Hepatologie, Endokrinologie und Klinische Infektiologie, Universitätsklinikum Münster, Münster, Deutschland

Johanna Behn BA.Unternehmensgruppe, Ibbenbüren, Deutschland

Magdalena Brinkmann BA.Unternehmensgruppe, Ibbenbüren, Deutschland

Dr. Johannes Hilberath Klinik für Kinderheilkunde und Jugendmedizin, Pädiatrische Gastroenterologie, Hepatologie und Ernährung, Zentrum für Chronisches Darmversagen und Intestinale Rehabilitation, Universitätsklinikum Tübingen, Tübingen, Deutschland

Sabrina Klinner BA.Unternehmensgruppe, Ibbenbüren, Deutschland

Dr. Martina Kohl-Sobania Klinik für Kinder- und Jugendmedizin, Universitätsklinikum Schleswig-Holstein, Lübeck, Deutschland

Lydia Lambert BA.Unternehmensgruppe, Ibbenbüren, Deutschland

Valerie Stolz Ernährungsteam Pädiatrie, Zentrum für Chronisches Darmversagen und Intestinale Rehabilitation, Universitätsklinikum Tübingen, Tübingen, Deutschland

Abkürzungsverzeichnis

ADP	*Air-displacement plethysmography*, Luftverdrängungs-Plethysmografie
ALT	Alanin-Aminotransferase
AST	Aspartat-Aminotransferase
BCM	*Body cell mass*
BIA	Bioelektrische Impedanzanalyse
CCK	Cholezystokinin
CRP	C-reaktives Protein
DEXA	*Dual-energy X-ray absorptiometry*, Dual-Röntgen-Absorptiometrie
ECM	*Extracellular mass*
EE	Enterale Ernährung
ED	Einzeldosis
FDA	*Food and Drug Administration*, US-Behörde für Lebens- und Arzneimittel
FFM	Fettfreie Masse
FM	Fettmasse
FODPMAP	Fermentierbare Oligo-, Di-, Monosaccharide und Polyole
fT_4	Freies Thyroxin
GGT	Gamma-Glutamyl-Transferase
GIP	Glukoseabhängiges insulinotropes Peptid
GLP-1	Glucagon-like Peptide-1
GLP-2	Glucagon-like Peptide-2
G-NCP	German-Nutrition Care Process
GOT	Glutamat-Oxalacetat-Transaminase
GPT	Glutamat-Pyruvat-Transaminase
GRAS	*Generally recognised as safe*, „allgemein als sicher anerkannt"
HbA_{1c}	Glykiertes Hämoglobin
HDL	*High-density lipoprotein*
HPE	Heimparenterale Ernährung
ICF	International Classification of Functioning, Disability and Health
IFALD	*Intestinal failure-associated liver disease*, chronisches Darmversagen-assoziierte Hepatopathie
IgA	Immunglobulin A
INR	International Normalized Ratio

KDS	Kurzdarmsyndrom
LCT	*Long-chain triglycerides*, langkettige Triglyzeride
LDL	*Low-density lipoprotein*
MCT	*Medium-chain triglycerides*, mittelkettige Triglyceride
MUAC	*Mid-upper arm circumference*, mittlerer Oberarmumfang
MVZ	Medizinisches Versorgungszentrum
NCP	Nutrition Care ProcessOE
	Orale Ernährung
PE	Parenterale Ernährung
PIPO	Pädiatrisch-intestinale Pseudoobstruktion
PIVKA-II	*Protein induced by vitamin K absence or antagonism-II*
PPI	Protonenpumpeninhibitoren bzw. -hemmer
PTT	Prothrombinzeit
PYY	Peptid YY
RBP	Retinol-bindendes Protein
SCFA	*Short-chain fatty acids*, kurzkettige Fettsäuren
Tgl.	Täglich
TPN	Teilparenteraler Ernährung
TSH	Thyreotropin
UDCA	UrsodeoxycholsäureI Kurzdarmsyndrom

Teil I
Kurzdarmsyndrom

Das Kurzdarmsyndrom stellt sowohl bei Kindern als auch bei Erwachsenen die häufigste Krankheitsgruppe im medizinischen Komplex des chronischen Darmversagens dar. Der angeborene bzw. verbliebene Magen-Darm-Trakt betroffener Patienten ist nicht in der Lage, ausreichend Flüssigkeit und Nährstoffe aufzunehmen, sodass eine Abhängigkeit von künstlicher, heimparenteraler Ernährung resultiert. Als erfolgreichstes Behandlungskonzept haben sich hierbei die multidisziplinären intestinalen Rehabilitationsprogramme herauskristallisiert. Wesentliche Ziele sind das Überleben mit größtmöglicher gesundheitsbezogener Lebensqualität unter Vermeidung von assoziierten Komplikationen und der Notwendigkeit zur Darmtransplantation. Im Gegensatz zum Zustand des irreversiblen chronischen Darmversagens ist für die Patienten das Wiedererlangen der enteralen Autonomie ein herausragendes Ziel, das jedoch von den individuellen anatomischen Voraussetzungen und Möglichkeiten zur intestinalen Adaptation abhängt. Für eine optimierte intestinale Adaptation ist die oral-enterale Ernährung von herausragender Bedeutung.

In den folgenden Kapiteln wird das Krankheitsbild *Kurzdarmsyndrom* als Form des chronischen Darmversagens u. a. mit Blick auf die vielfältige Ätiologie und Pathophysiologie, die Kernelemente eines intestinalen Rehabilitationsprogramms, aber auch auf die anatomische Klassifikation nach chirurgischer Resektion inklusive ihrer Bedeutung für die Prognose beschrieben. Aufgrund ihrer jeweiligen Besonderheiten werden pädiatrische und erwachsene Patienten hierbei getrennt betrachtet.

Kurzdarmsyndrom bei Kindern

Johannes Hilberath

Inhaltsverzeichnis

1.1	Definition und Epidemiologie	3
1.2	Ursachen des Kurzdarmsyndroms	4
1.3	Pädiatrisches Kurzdarmsyndrom und intestinale Rehabilitation	5
1.4	Anatomische Klassifikation des Kurzdarmsyndroms und Bedeutung für die Prognose	6
1.5	Pathophysiologie und Phasen nach Darmresektion	8
1.6	Enterale Autonomie	10
Literatur		10

1.1 Definition und Epidemiologie

Das pädiatrisch chronische Darmversagen ist definiert als die Unfähigkeit des Gastrointestinaltrakts, über einen minimalen Zeitraum von 60 Tagen (innerhalb eines 74-Tage-Intervalls) die Flüssigkeits- und Nährstoffversorgung in einem solchen Maße zu decken, dass Überleben, Wachstum und Entwicklung des Kindes gewährleistet sind [1]. Aus der kritischen Verminderung funktionaler Darmmasse bzw. Darmfunktion resultiert eine Abhängigkeit von (heim-)parenteraler Ernährung [2].

Das chronische Darmversagen bei Kindern ist nicht nur eine seltene Erkrankung, sondern auch die seltenste Form eines Organversagens [3]. Für das Vereinigte Königreich wurde kürzlich eine Prävalenz heimparenteral ernährter Kinder mit 30 pro 1 Mio. Kinder ermittelt [4]. Gemäß der Auswertung eines französischen Regis-

J. Hilberath (✉)
Klinik für Kinder- und Jugendmedizin, Abteilung I, Universitätsklinikum Tübingen, Tübingen, Deutschland
e-mail: Johannes.Hilberath@med.uni-tuebingen.de

ters wird die Prävalenz des chronischen Darmversagens mit 10 pro 1 Mio. Personen unter 18 Jahren angegeben [5]. Die häufigste Ursache für das pädiatrisch chronische Darmversagen ist das Kurzdarmsyndrom, gefolgt von Darmmotilitätsstörungen und mukosalen Enteropathien [6]. Laut einer kanadischen Arbeitsgruppe kann die Inzidenz für das neonatale Kurzdarmsyndrom auf 24,5 pro 100.000 Lebendgeburten pro Jahr geschätzt werden [7]. Die Mortalitätsrate für das pädiatrische chronische Darmversagen lag in der französischen Registerarbeit unabhängig von der Grunderkrankung bei 3,6 % [5].

▶ Die seltenste Form eines Organversagens bei Kindern ist das chronische Darmversagen.

1.2 Ursachen des Kurzdarmsyndroms

Häufigste Ursache für das chronische Darmversagen stellt sowohl bei Kindern als auch bei Erwachsenen das Kurzdarmsyndrom dar (Tab. 1.1, Abb. 1.1) [8]. Weitere Ursachen des chronischen Darmversagens bei Kindern sind zum einen schwere intestinale Motilitätsstörungen mit gestörter Darmpassage, zum anderen kongenitale Diarrhö und mukosale Enteropathien, eine durch massive Diarrhö gekennzeichnete, ätiologisch heterogene Krankheitsgruppe.

Die Ursachen des pädiatrischen Kurzdarmsyndroms sind vielfältig. Hierbei werden etwa 80 % der Fälle bereits in der Neonatalperiode manifest und sind insbesondere auf die nekrotisierende Enterokolitis, Mekoniumileus, Volvulus sowie auf angeborene Fehlbildungen wie Darmatresien, langstreckige Aganglionosen und Bauchwanddefekte (z. B. Gastroschisis) zurückzuführen [7, 9]. Weitere Ursachen für kritischen Verlust von Darmanteilen im späteren Lebensalter können neben einem Volvulus beispielsweise vaskuläre bedingte Ischämien, eine Invagination, Traumata oder Morbus Crohn sein.

Tab. 1.1 Mögliche Ursachen für ein Kurzdarmsyndrom bei Kindern

	Fehlbildungen und Erkrankungen
Kongenital	– Atresie – Gastroschisis (mit/ohne Atresie) – Extensive Aganglionose/langstreckiger Morbus Hirschsprung – Bauchwanddefekte – Kongenitales Kurzdarmsyndrom
Erworben	– Nekrotisierende Enterokolitis – Volvulus bei Malrotation – Mekoniumileus
Erworben – selten	– Darminvagination – Trauma – Gefäßverschlüsse – Morbus Crohn

1 Kurzdarmsyndrom bei Kindern

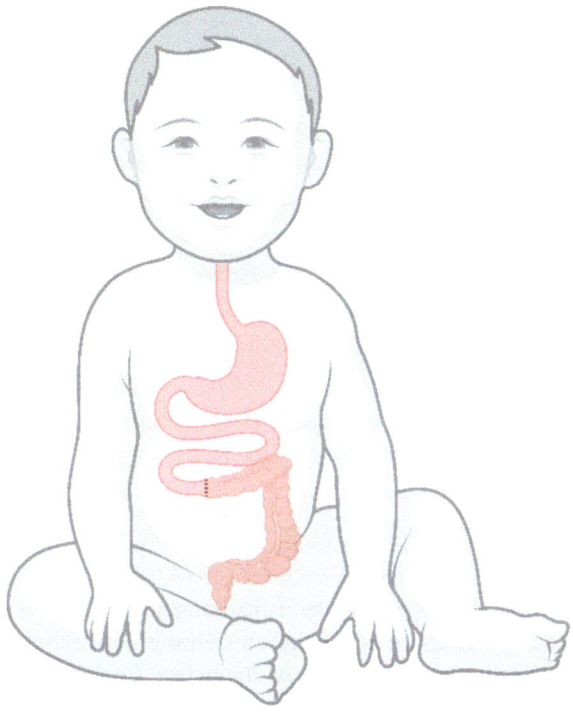

Abb. 1.1 Kurzdarmsyndrom. Beispiel für ein Kurzdarmsyndrom vom Typ II bei Jejunotransversostomie mit deutlich reduzierter Dünndarmlänge, fehlender Ileozökalklappe und unvollständigem Kolon. Eigene Abbildung, erstellt mit biorender.com

▶ Die häufigste Ursache für das chronische Darmversagen ist das Kurzdarmsyndrom.

1.3 Pädiatrisches Kurzdarmsyndrom und intestinale Rehabilitation

Das pädiatrische Kurzdarmsyndrom entsteht zumeist nach ausgedehnter chirurgischer Resektion mit einer verbliebenen Dünndarmlänge, die die kritische Kapazität zur Nährstoffversorgung unterschreitet [8].

Neben dieser funktionellen und sehr praxisrelevanten Definition des Kurzdarmsyndroms definieren andere Autoren und Arbeitsgruppen das Kurzdarmsyndrom über die Restdünndarmlänge: Kurzdarmsyndrom mit weniger als 25 % der für das Alter zu erwartenden Länge, Ultrakurzdarmsyndrom mit unter 10 cm bzw. weniger als 10 % der für das Alter zu erwartenden Länge [9, 10]. Nach einem Wachstumsspurt im letzten Trimenon beträgt die Dünndarmlänge bei einem reifgeborenen Kind zum Geburtstermin ca. 275 cm (250 ± 40 cm) [11].

Ziele der Behandlung sind regelrechtes körperliches Wachstum und neurokognitive Entwicklung, die Stimulation der enteralen Adaptation durch oral-enteraler Ernährung mit dynamischer Anpassung an die zunehmende absorptive Darm-

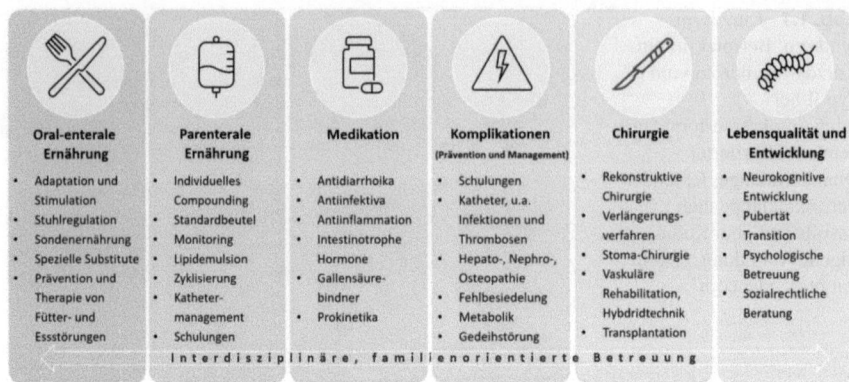

Abb. 1.2 Übersicht der Behandlungskonzepte im Rahmen der pädiatrischen intestinalen Rehabilitation (Auswahl)

kapazität bis hin zur Beendigung einer parenteralen Ernährung unter Vermeidung krankheits- sowie therapiespezifischer Komplikationen.

Das Management des Kurzdarmsyndroms stützt sich zunächst auf die Verabreichung (heim-)parenteraler Ernährung über einen zentralvenösen Langzeitgefäßkatheter. Darüber hinaus haben sich die Behandlungsprogramme der intestinalen Rehabilitationszentren als erfolgreichste Strategie in der Versorgung von Kindern mit Kurzdarmsyndrom herauskristallisiert [12, 13]. Durch die synergistische Bündelung verschiedener konservativer sowie chirurgischer Einzelmaßnahmen in Kombination mit innovativen Therapieansätzen (Abb. 1.2) konnten nicht nur verbesserte 5-Jahres-Überlebensraten von > 90 % erreicht, sondern auch Risiken wie katheterassoziierte Infektionen gesenkt und die Wahrscheinlichkeit einer Entwöhnung von künstlicher Ernährung im Verlauf erhöht werden [14, 15].

1.4 Anatomische Klassifikation des Kurzdarmsyndroms und Bedeutung für die Prognose

Die Beschreibung der postoperativen Restdarmanatomie – u. a. erhaltene versus resezierte Abschnitte, Länge, Vorhandensein von Stomata – ist für die Einschätzung der Prognose, der krankheitsbezogen Komplikationen sowie für das individuelle Management, insbesondere auch für die Ernährung, von großer Bedeutung.

Die anatomische Einteilung des Kurzdarmsyndroms umfasst drei für das Outcome relevante Typen, basierend auf dem sich in Kontinuität befindenden Restdarms [16]. Die Prognose verbessert sich von Typ I über Typ II zu Typ III (Abb. 1.3):

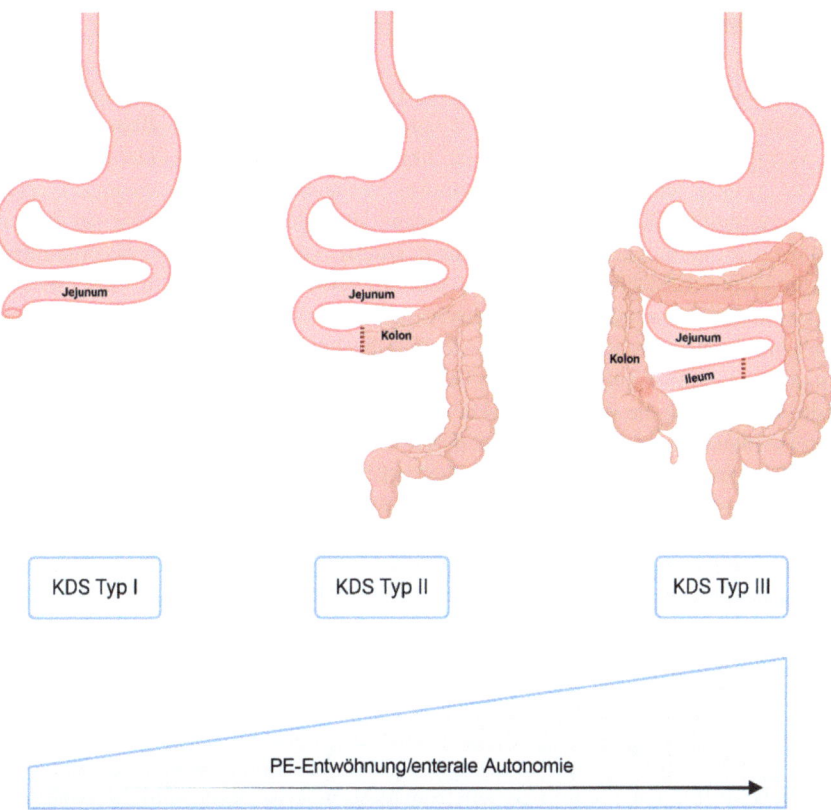

Abb. 1.3 Anatomische Klassifikation des Kurzdarmsyndroms. Typ I: endenterales Dünndarmstoma, Typ II: jejunokolische Anastomose, Typ III: jejunoileokolische Anastomose mit Ileozökalklappe und Kolon. *KDS* Kurzdarmsyndrom, *PE* parenterale Ernährung. Die gestrichelte Linie symbolisiert eine Anastomose. Eigene Abbildung, modifiziert nach [8], erstellt mit biorender.com

- Typ I: endständiges Dünndarmstoma (Endenterostomie: Jejunostoma, Ileostoma) oder enterorektale Anastomose bei fehlendem Kolon
- Typ II: jejunokolische Anastomose
- Typ III: jejunoileokolische Anastomose unter Erhalt von Ileozökalklappe und vollständigem Kolon

Prognostisch günstige anatomische Faktoren für die Entwöhnung von künstlicher Ernährung sind eine möglichst große verbliebene Restdünndarmlänge, der Erhalt von Ileum(anteilen), das Vorhandensein der Ileozökalklappe, ein intaktes Kolon sowie ein Darm in Kontinuität [17]. Eine verbliebene Restdünndarmlänge von mehr als 35–40 cm bzw. über 10 % der für das Gestationsalter zu erwartenden Länge stellen positive Prädiktoren für eine erfolgreiche Adaptation dar [18].

1.5 Pathophysiologie und Phasen nach Darmresektion

Das Ausmaß der Symptomatik bei Kindern mit Kurzdarmsyndrom ergibt sich aus dem Zusammenspiel unterschiedlicher Faktoren. Anatomisch von Bedeutung sind die verbliebene mukosale Oberfläche bzw. Restdarmanatomie: Darmlänge, erhaltene versus resezierte Darmabschnitte, Vorhandensein eines Stomas versus Darmkontinuität, Dilatationen. Von Relevanz ist zudem die Suffizienz der Darmpassage, die individuell regelrecht oder dysmotil (verlangsamt oder beschleunigt) ablaufen kann. Eine rasche Transitzeit führt zu vermehrten Nährstoff- und Flüssigkeitsverlusten, während der pathologisch zögerliche Transport die Stase von Darminhalt mit Entwicklung von mikrobieller Fehlbesiedelung, Inflammation und Dilatation begünstigen kann. Aus diesen Faktoren ergibt sich eine funktionelle Kapazität des Kurzdarms, die sich im Krankheitsverlauf kompensatorisch günstig anpassen kann (s. intestinale Adaptation) und durch die Auswahl der Ernährung (qualitativ und quantitativ) maximal genutzt werden soll.

Das klinische Spektrum der Malabsorption und -digestion reicht von Diarrhö, Meteorismus, Bauchschmerz, Übelkeit und Erbrechen über Imbalancen des Flüssigkeits-, Säure-Basen- und Elektrolythaushalts bis hin zu eingeschränkter Leistungsfähigkeit, Gedeihstörung, Sarkopenie und verzögertem Pubertätseintritt.

Pathophysiologisch von Bedeutung ist die Kenntnis über die resezierten Darmanteile. Aufgrund der teils lokalisationsbezogenen Aufgaben kann bei Fehlen bestimmter Darmabschnitte auf erwartbare klinische Beschwerden und erhöhte Risiken für spezifische Nährstoffdefizite geschlossen werden (Tab. 1.2) [19, 20]. Insbesondere auch nach Entwöhnung von parenteraler Ernährung ist der Ausgleich von Mikronährstoffdefiziten durch gezielte Substitution bzw. Lebensmittelauswahl oftmals weiterhin notwendig [21].

Der Verlust signifikanter Anteile des (terminalen) Ileums ist neben einer konsekutiven Malabsorption von weiterer Bedeutung für Patienten mit Kurzdarmsyndrom. Gallensäuren können den enterohepatischen Kreislauf umgehen, in den Dickdarm gelangen und so zur Steatorrhoe führen [22]. Zudem beeinflusst das (terminale) Ileum, insbesondere auch die Ileozökalklappe, den Darmtransport: Bei Fehlen wird die Transitzeit des Darminhalts beschleunigt, die Bremswirkung der Ileozökalklappe entfällt, wodurch sich der Kontakt luminaler Nährstoffe mit der Mukosa zur Absorption weiter verringert. Von besonderer Relevanz für das langfristige Outcome ist auch das größere Potenzial des Ileums gegenüber dem Jejunum zur Adaptation [23].

Die Länge des verbliebenen Kolons ist ebenfalls von Bedeutung, nicht nur aufgrund der Flüssigkeitsaufnahme und Stuhleindickung, sondern auch durch dessen Beitrag zur Energiegewinnung, beispielsweise durch kurzkettige Fettsäuren [24]. Dies erklärt die größere Chance auf Erreichen einer enteralen Autonomie bei langstreckig erhaltenem bzw. intaktem Kolon in Kontinuität [17, 25, 26].

In der Praxis lassen sich drei ineinander übergehende Phasen nach stattgehabter chirurgischer Resektion unterscheiden [21, 27]:

1 Kurzdarmsyndrom bei Kindern

Tab. 1.2 Restdarmanatomie und klinische Konsequenzen

Fehlender Darmabschnitt	Erhöhtes Risiko für Defizit bzw. Auswirkung
Duodenum	– Kalzium, Eisen, Folsäure, Zink, Jod
Jejunum	– Kalzium, Zink, wasserlösliche Vitamine, Malabsorption (Proteine, Mono- und Disaccharide, Fett), verminderte pankreatische und biliäre Sekretion – Malabsorption – Diarrhö
(terminales) Ileum	– Vitamin B_{12}, fettlösliche Vitamine (Vitamin A, D, E, K), Malabsorption von Gallensäuren – Malabsorption, Steatorrhoe – Cholelithiasis – Hyperoxalurie – Reduzierter Adaptationsprozess
Ileozökalklappe	– Dysbiose, bakterielle Fehlbesiedelung des Dünndarms – Beschleunigte Transitzeit – Malabsorption
Kolon	– Flüssigkeit und Elektrolyte (z. B. Natrium) – Malabsorption mittelkettiger Triglyzeride (MCT) – Reduzierte Energiegewinnung (z. B. MCT und kurzkettige Fettsäuren) – Vitamin K, Thiamin, Riboflavin (mikrobielle Biosynthese) – Diarrhö
Dünndarmstoma	– Flüssigkeit, Elektrolyte (z. B. Natrium, Magnesium), Bikarbonat, Zink – Malabsorption – Risiko hoher Stomaverluste (engl. *high-output stoma*)

1. Die Akutphase mit einer Dauer von Tagen bis wenigen Wochen ist geprägt von Diarrhö, Hypersekretion, (Stoma-)Verlusten, aber auch eine erhebliche Transportstörung sowie eine damit einhergehende Nahrungsunverträglichkeit sind möglich. Hier kommt der parenteralen Ernährung die zentrale und überlebenswichtige Schlüsselrolle zur Versorgung mit Flüssigkeit, Makronährstoffen und Elektrolyten zu. Dennoch sollte (postoperativ) so früh wie möglich ein *trophic* bzw. *minimal feeding* – gesteuert nach Verträglichkeit – begonnen werden.
2. Mit Einsetzen der Adaptationsphase zeigen sich die zunehmende Verbesserung der Resorption und ein Rückgang der Verluste. Essenziell für den Adaptationsprozess ist die Präsenz intraluminaler Nährstoffe, bei denen insbesondere intakte Proteine, komplexe Kohlenhydrate und langkettige Fettsäuren den größeren adaptiven Stimulus darstellen.
3. In der Phase der Stabilisierung werden das Entwöhnen von der parenteralen Ernährung durch Erhöhung der oral-enteralen Zufuhr fort- und ein regelmäßiges Defizit-Monitoring durchgeführt, um bei Bedarf eine gezielte Supplementation zu ermöglichen.

Die intestinale Adaptation nach Verlust von Darmanteilen stellt einen kompensatorischen Prozess dar, der Monate bis wenige Jahre andauern kann, bis durch strukturelle Anpassung eine Oberflächenvergrößerung sowie die Steigerung der

18. Soden JS (2010) Clinical assessment of the child with intestinal failure. Semin Pediatr Surg 19(1):10–19. https://doi.org/10.1053/j.sempedsurg.2009.11.002
19. Gosselin KB, Duggan C (2014) Enteral nutrition in the management of pediatric intestinal failure. J Pediatr 165(6):1085–1090. https://doi.org/10.1016/j.jpeds.2014.08.012
20. Engelstad HJ, Danko ME (2020) Short bowel syndrome in an infant. Neoreviews 21(6):e370–e382. https://doi.org/10.1542/neo.21-6-e370
21. Olieman J, Kastelijn W (2020) Nutritional feeding strategies in pediatric intestinal failure. Nutrients 12(1). https://doi.org/10.3390/nu12010177
22. Hofmann AF, Poley JR (1972) Role of bile acid malabsorption in pathogenesis of diarrhea and steatorrhea in patients with ileal resection. I. Response to cholestyramine or replacement of dietary long chain triglyceride by medium chain triglyceride. Gastroenterology 62(5):918–934
23. Tappenden KA (2014) Intestinal adaptation following resection. JPEN J Parenter Enteral Nutr 38(1 Suppl):23S–31S. https://doi.org/10.1177/0148607114525210
24. Matarese LE (2013) Nutrition and fluid optimization for patients with short bowel syndrome. JPEN J Parenter Enteral Nutr 37(2):161–170. https://doi.org/10.1177/0148607112469818
25. Belza C, Fitzgerald K, Silva N de, Avitzur Y, Steinberg K, Courtney-Martin G, Wales PW (2019) Predicting intestinal adaptation in pediatric intestinal failure: a retrospective cohort study. Ann Surg 269(5):988–993. doi:https://doi.org/10.1097/SLA.0000000000002602
26. Enman MA, Wilkinson LT, Meloni KB, Shroyer MC, Jackson TF, Aban I, Dimmitt RA, Martin CA, Galloway DP (2020) Key determinants for achieving enteral autonomy and reduced parenteral nutrition exposure in pediatric intestinal failure. JPEN J Parenter Enteral Nutr 44(7):1263–1270. https://doi.org/10.1002/jpen.1754
27. Hilberath J, Stolz V, Heister L, Kohl-Sobania M (2022) Ernährung bei Kindern mit Kurzdarmsyndrom. Kinder- und Jugendmedizin 22(06):407–416. https://doi.org/10.1055/a-1938-3033
28. Tappenden KA (2023) Anatomical and physiological considerations in short bowel syndrome: emphasis on intestinal adaptation and the role of enterohormones. Nutr Clin Pract 38(Suppl 1):S27–S34. https://doi.org/10.1002/ncp.10991
29. Warner BW (2016) The pathogenesis of resection-associated intestinal adaptation. Cell Mol Gastroenterol Hepatol 2(4):429–438. https://doi.org/10.1016/j.jcmgh.2016.05.001
30. Phelps HM, Warner BW (2023) Intestinal adaptation and rehabilitation. Semin Pediatr Surg 32(3):151314. https://doi.org/10.1016/j.sempedsurg.2023.151314
31. Khan FA, Squires RH, Litman HJ, Balint J, Carter BA, Fisher JG, Horslen SP, Jaksic T, Kocoshis S, Martinez JA, Mercer D, Rhee S, Rudolph JA, Soden J, Sudan D, Superina RA, Teitelbaum DH, Venick R, Wales PW, Duggan C (2015) Predictors of enteral autonomy in children with intestinal failure: a multicenter cohort study. J Pediatr 167(1):29–34.e1. https://doi.org/10.1016/j.jpeds.2015.03.040
32. Avitzur Y, Pahl E, Venick R (2024) The development of the international intestinal failure registry and an overview of its results. Eur J Pediatr Surg 34(2):172–181. https://doi.org/10.1055/a-2212-6874

Kurzdarmsyndrom bei Erwachsenen

Sabrina Klinner und Madeleine Aschhoff

Inhaltsverzeichnis

2.1 Epidemiologie und Ursachen 13
2.2 Anatomie und Pathophysiologie 14
2.3 Postoperative Phasen des Kurzdarmsyndroms 15
Literatur 15

2.1 Epidemiologie und Ursachen

Es handelt sich beim Kurzdarmsyndrom um eine seltene Erkrankung, von der tendenziell mehr Frauen als Männer betroffen sind [1, 2]. Wie in Tab. 2.1 dargestellt, tritt das Kurzdarmsyndrom bei Erwachsenen am häufigsten nach mesenterialen Ischämien bzw. venösen Thrombosen und Morbus Crohn auf, gefolgt von chirurgischen Komplikationen und Strahlenenteritis.

Derzeit können Patienten mit Kurzdarmsyndrom in Deutschland noch nicht optimal epidemiologisch erfasst werden. Erst im neuen ICD-11-Katalog wird die Diagnose Kurzdarmsyndrom (DA96.04 Short bowel syndrome) aufgeführt sein [2].

S. Klinner (✉)
Clinical Nutrition/Ernährungsmanagement B.Sc., Diätassistentin, BA.Unternehmensgruppe, Ibbenbüren, Deutschland
e-mail: sklinner@ba-unternehmensgruppe.de

M. Aschhoff
Clinical Nutrition B.Sc., Diätassistentin, Diabetesberaterin DDG, Universitätsklinikum Münster (UKM), Abteilung für Diabetologie, Endokrinologie und Ernährungsmedizin, Medizinische Klinik B für Gastroenterologie, Hepatologie, Endokrinologie und Klinische Infektiologie, Münster, Deutschland

© Der/die Autor(en), exklusiv lizenziert an Springer-Verlag GmbH, DE, ein Teil von Springer Nature 2025
J. Hilberath et al. (Hrsg.), *Kurzdarmsyndrom - Ernährungstherapie bei Kindern und Erwachsenen*, https://doi.org/10.1007/978-3-662-70596-4_2

Tab. 2.1 Ursachen und Häufigkeitsverteilung des Kurzdarmsyndroms bei Erwachsenen nach Pironi et al. [2]

Ursache	Prozentualer Anteil
Mesenteriale Ischämie	28,2 %
Morbus Crohn	28,1 %
Chirurgische Komplikationen	17,9 %
Strahlenenteritis	6,7 %
Volvulus	3,8 %
Verwachsungen	2,4 %
Andere	10,9 %

Durch eine Datenerhebung im Jahr 2014, bei der eine bundesweite randomisierte Befragung von 478 Kliniken mit entsprechenden Abteilungen (Chirurgie, Innere Medizin und Pädiatrie) erfolgte, wurde die Prävalenz des Kurzdarmsyndroms auf 34 pro 1 Mio. Einwohner geschätzt [3].

2.2 Anatomie und Pathophysiologie

Das Kurzdarmsyndrom stellt eine Form des chronischen Darmversagens dar. Bei Erwachsenen mit Kurzdarmsyndrom liegt nach chirurgischer Resektion eine Darmlänge von weniger als 200 cm vor [2]. Aufgrund der eingeschränkten resorptiven Kapazität ist der Restdarm unfähig, die Nährstoff- und Flüssigkeitsbilanz allein durch konventionelle orale Ernährung aufrechtzuerhalten [4].

Je nach operativem Eingriff kann das Kurzdarmsyndrom in drei unterschiedliche Typen unterteilt werden (Klassifikation nach Messing; s. Abschn. 1.4, Abb. 1.3) [4]:

Typ I: Endenterostomie
Typ II: jejunokolische Anastomose
Typ III: jejunoileokolische Anastomose

Diese Klassifikation der postoperativen Restdarmanatomie ist klinisch relevant, da je nach Anatomie die Adaptation des noch vorhandenen Darms beeinflusst wird [4]. Dabei ist es wichtig zu beachten, dass die endgültige Anatomie ggf. erst in nachfolgenden Operationen hergestellt ist. Hierbei wird versucht, den Typ I in einen Typ II oder III zu überführen, je nachdem, welche anatomischen Anteile des Darms noch zur Verfügung stehen.

Die unterschiedlichen anatomischen Kurzdarmtypen haben einen bedeutenden Einfluss auf den weiteren zu erwartenden klinischen Verlauf [1]. Aufgrund der Adaptationsfähigkeit des Ileums werden jejunale Resektionen häufig besser kompensiert als ileale Resektionen. Zudem sind der Erhalt bzw. die Resektion des Kolons und der Ileozökalklappe (Bauhin-Klappe) entscheidende Faktoren für die kompensatorische Steigerung der Flüssigkeits- und Elektrolytresorption, die bei intaktem Kolon um das Zwei- bis Dreifache gesteigert werden kann [1]. Folglich treten die meisten Beeinträchtigungen bei Patienten mit Endenterostomien (Typ I) auf, bei denen große Teile des Dünndarms und das Kolon entfernt wurden. Weniger beeinträchtigt sind Patienten mit jejunokolischer Anastomose (Typ II), da das teilweise erhaltene Kolon einen kompensatorischen Beitrag leistet. Funktionell am wenigsten beeinträchtigend sind jejunoileokolische Anastomosen (Typ III), die mit dem Erhalt der Ileozökalklappe einhergehen, da die Malabsorption abhängig vom Resektionsort ist und in geringerem Maß auftritt.

Intraoperativ sollte nach Möglichkeit der Dünndarm (ggf. unter Verwendung von Butylscopolamin, i. v.) vermessen und sowohl die Restdarmanatomie als auch die Art der chirurgischen Rekonstruktion dokumentiert werden [4].

2.3 Postoperative Phasen des Kurzdarmsyndroms

Die postoperativen Phasen des Kurzdarmsyndroms unterscheiden sich in Bezug auf den zeitlichen Verlauf und werden in folgende drei Phasen unterteilt [4]:

- Hypersekretionsphase
- Adaptationsphase
- Chronisch adaptierte, stabile Phase

Die Hypersekretionsphase tritt nach großen Darmresektionen innerhalb der ersten Tage nach der Operation auf und äußert sich durch hohe Flüssigkeits- und Elektrolytverluste sowie eine stark eingeschränkte Resorption von Nährstoffen. Zur Kompensation der Verluste ist in aller Regel eine parenterale Ernährungs- und Hydratationstherapie erforderlich. Auf die hypersekretorische Phase folgt die Adaptationsphase, die in einem zeitlichen Abstand von 48 h beginnt und bis zu 24 Monate dauern kann. In dieser Zeit wird mit einer oralen Nahrungs- und Flüssigkeitsaufnahme begonnen. Während der zunehmenden Adaptation des Darms, die durch die orale oder enterale Ernährungstherapie stimuliert wird, ist mit einer steigenden intestinalen Resorption von Nährstoffen, Flüssigkeiten und Elektrolyten zu rechnen. An die Adaptationsphase schließt sich die letzte Phase, die chronisch adaptierte, stabile Phase, an. Je nach Verlauf besteht die Möglichkeit des Erreichens einer enteralen Autonomie, d. h. der ausschließlichen oralen Nahrungs- und Flüssigkeitsaufnahme zur Aufrechterhaltung der Homöostase des Organismus. Gelingt dies nicht, ist der Patient dauerhaft auf eine supportive, parenterale Ernährungs- und Hydratationstherapie angewiesen [4].

Literatur

1. Wittenburg H (2015) Kurzdarmsyndrom. In: Lehnert H, Schellong SM, Mössner J, Sieber CC, Swoboda W, Neubauer A, Kemkes-Matthes B, Manns MP, Rupp J, Hasenfuß G, Floege J, Hallek M, Welte T, Lerch M, Märker-Hermann E, Weilemann LS (Hrsg) SpringerReference Innere Medizin. Springer, Berlin/Heidelberg, S 1–6
2. Pironi L, Cuerda C, Jeppesen PB, Joly F, Jonkers C, Krznarić Ž, Lal S, Lamprecht G, Lichota M, Mundi MS, Schneider SM, Szczepanek K, van Gossum A, Wanten G, Wheatley C, Weimann A (2023) ESPEN guideline on chronic intestinal failure in adults – Update 2023. Clin Nutr 42(10):1940–2021. https://doi.org/10.1016/j.clnu.2023.07.019

3. von Websky MW, Liermann U, Buchholz BM, Kitamura K, Pascher A, Lamprecht G, Fimmers R, Kalff JC, Schäfer N (2014) Das Kurzdarmsyndrom in Deutschland. Geschätzte Prävalenz und Versorgungssituation. Chirurg 85(5):433–439. https://doi.org/10.1007/s00104-013-2605-x
4. Lamprecht G, Pape U-F, Witte M, Pascher A (2014) S3-Leitlinie der Deutschen Gesellschaft für Ernährungsmedizin e. V. in Zusammenarbeit mit der AKE, der GESKES und der DGVS: Klinische Ernährung in der Gastroenterologie (Teil 3) – Chronisches Darmversagen. Aktuel Ernahrungsmed 39(02):e57–e71. https://doi.org/10.1055/s-0034-1369922

Bedeutung des Mikrobioms

3

Johanna Behn und Sabrina Klinner

Inhaltsverzeichnis

3.1	*Entwicklung*	18
3.2	Funktionen	19
	3.2.1 Nährstoff- und Energieversorgung	20
	3.2.2 Interaktion mit dem Immunsystem und Schutz vor Krankheitserregern	20
3.3	Kurzdarmsyndrom und Mikrobiom	21
Literatur		22

Der Begriff „Mikrobiom" bezeichnet in der Medizin die Gesamtheit aller Mikroorganismen, die sich auf der Haut und deren Schleimhäuten sowie auf den Schleimhäuten des Intestinums befindet. Schätzungen zufolge macht das Mikrobiom 1,5 kg des Körpergewichts aus, wobei die Gesamtheit aller im Mikrobiom enthaltenen Gene die der menschlichen um den Faktor 100 überschreitet [1]. Zu den primären Bestandteilen des Mikrobioms zählen neben Pilzen, Viren und Protozoen vor allem Bakterien.

Es ist davon auszugehen, dass das intestinale Mikrobiom (auch Darmflora genannt) ca. 10^{12} Zellen pro Gramm Darminhalt beherbergt. Dabei besteht die Besiedelung zu 99 % aus Bakterien, die sich zu 50 % aus grampositiven Firmicutes und zu 40 % aus gramnegativen Bacteroidota zusammensetzt. Weitere 9 % verteilen sich

---

J. Behn
Ernährung und Gesundheit M.Sc., Nutrition and Human Health B.Sc. (Hons), BA.
Unternehmensgruppe, Ibbenbüren, Deutschland
e-mail: jbehn@ba-unternehmensgruppe.de

S. Klinner (✉)
Clinical Nutrition/Ernährungsmanagement B.Sc., Diätassistentin, BA.Unternehmensgruppe, Ibbenbüren, Deutschland
e-mail: sklinner@ba-unternehmensgruppe.de

© Der/die Autor(en), exklusiv lizenziert an Springer-Verlag GmbH, DE, ein Teil von Springer Nature 2025
J. Hilberath et al. (Hrsg.), *Kurzdarmsyndrom - Ernährungstherapie bei Kindern und Erwachsenen*, https://doi.org/10.1007/978-3-662-70596-4_3

auf die Gruppen bzw. Gattungen Proteobacteria, Actinobacteria, Fusobacteria und Verrucomicrobiota. Lediglich 1 % des Mikrobioms ist auf methanbildende Arachaeen und einzellige Eukaryoten zurückzuführen [2].

Aufgrund der fortschreitenden Erkenntnisse, die sich aus der Mikrobiomforschung ergeben haben, betrachtet man das intestinale Mikrobiom mittlerweile als eigenständiges Organ [3]. Einen wesentlichen Einfluss scheint das Mikrobiom auf die Entwicklung des angeborenen und adaptiven Immunsystems zu haben. Diesbezüglich wird inzwischen die Entstehung verschiedener Erkrankungen wie chronisch entzündliche Darmerkrankungen, Diabetes mellitus oder Arthrose mit einer Dysbiose in Verbindung gebracht [4].

3.1 Entwicklung

Die Entwicklung des Mikrobioms beginnt entgegen früheren Vermutungen bereits in der Fetalzeit [5]. Durch die im Mekonium nachgewiesenen Mikroorganismen wird deutlich, dass bereits eine erste Interaktion zwischen dem Fötus und dessen Immunsystem stattgefunden hat, wenngleich die Menge der im fötalen Darm lebenden Mikroorganismen während der perinatalen Phase noch deutlich reduziert ist [6].

Die Erstkolonisierung findet im Wesentlichen während des Geburtsvorgangs statt. Besonders der Entbindungsmodus stellt eine zentrale Rolle bei der Entstehung der intestinalen Mikrobiota dar. Während ein vaginal entbundenes Kind anfänglich mit vaginalen und fäkalen Mikroben (z. B. Lactobacillus, Prevotella und Sneathia) kolonisiert wird, führt der Kaiserschnitt bei den betroffenen Säuglingen zu einem gesteigerten Anteil an dermalen Mikroorganismen (z. B. Corynebacterium, Propionibacterium und Staphylococcus spp.) [7, 8].

Die Bakterien führen zu einer Ansäuerung des Darminhalts (pH-Wert 6–7), wodurch das Überleben sowie die Vermehrung bestimmter Bakterienspezies gefördert und die Besiedelung von pathogenen Keimen unterdrückt wird [9]. Bei Neugeborenen erfolgt die Kolonisation des Darms in zwei Phasen. Die erste Phase erstreckt sich über die ersten beiden Lebenswochen, wobei das Mikrobiom gestillter Säuglinge vorzugsweise von grampositiven Bifidobakterien und Clostridium spp. sowie gramnegativen Bacteroides dominiert wird [10]. Formula-ernährte Säuglinge entwickeln hingegen eine Dominanz von Lactobacillus und Clostridiales (s. Abb. 3.1).

Die zweite Phase beginnt unmittelbar nach der ersten Phase und währt bis zum Beginn der Beikostfütterung. Sie ist durch eine prozentuale Verschiebung der Anaerobier gegenüber den Aerobiern gekennzeichnet [11]. Das Mikrobiom verändert sich im ersten Lebensjahr kontinuierlich und nimmt an Diversität zu, bis es die adulte Zusammensetzung erreicht hat. Die Menge von Bacteroides, Clostridium und anaeroben Bakterien erhöht sich, während der Anteil an Bifidobakterien stabiler wird [12]. In den ersten beiden Lebensjahren reagiert das kindliche Mikrobiom besonders stark auf äußere Einflüsse wie Umwelt, Ernährung, gastrointestinale Erkrankungen oder auf eine Antibiotikaeinnahme, was zu lebenslangen Auswirkungen auf die Gesundheit führen kann [7].

3 Bedeutung des Mikrobioms

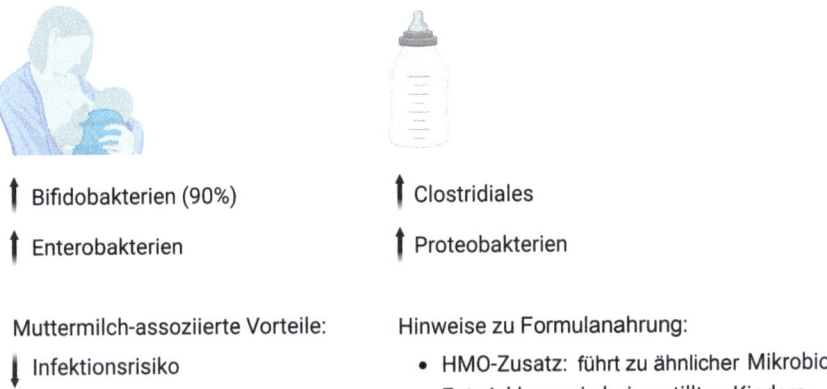

Abb. 3.1 Unterschiede der intestinalen mikrobiellen Entwicklung bei Muttermilch-(links) und Formula-ernährten Säuglingen (rechts). *HMO* humane Milcholigosaccharide, *GOS* Galaktooligosaccharide

Trotz einer gewissen genetischen Prägung stellt die bedeutsamste Einflussgröße der Mikrobiotamodulation die Ernährungsweise des Menschen dar. Eine tiefgreifende Umstellung der Ernährung kann innerhalb von 24 bis 48 h effektiv und reproduzierbar zu einer veränderten Zusammensetzung des Mikrobioms führen. Studien zeigten, dass eine hohe mikrobiotische Diversität durch den Konsum von Ballaststoffen und Probiotika begünstigt werden kann, während eine Antibiotikaeinnahme zu einer verringerten Diversität führte [5, 13]. Es wird davon ausgegangen, dass eine hohe Diversität mit gesundheitsfördernden Eigenschaften einhergeht, während eine geringe Diversität die Vermehrung potenziell pathogener Mikroben begünstigt und mit der Entstehung systemischer entzündlicher Erkrankungen in Zusammenhang gebracht wird. Diesbezüglich ist bereits die frühe Kolonisation des neonatalen Gastrointestinaltrakts von enormer Bedeutung [12].

3.2 Funktionen

Durch unterschiedliche symbiotische Interaktionen zwischen dem Menschen als Wirt und dessen Mikroben übernimmt das intestinale Mikrobiom vielfältige metabolische, trophische, immunologische und protektive Aufgaben. Beispielsweise werden durch die im Darm lebenden Kommensale unverdauliche Nahrungsbestandteile (Ballaststoffe) zu kurzkettigen Fettsäuren (u. a. Butyrat) synthetisiert. Das daraus entstehende Stoffwechselprodukt fördert auf trophischer Funktionsebene die Stimulation der Epithelzellproliferation und -differenzierung im Kolon [10]. Durch Verdickung der Mukosa und Vertiefung der Krypten verändern sich die Morphologie und die Funktion des Darms [14].

3.2.1 Nährstoff- und Energieversorgung

Wesentliche Aufgaben der Darmbakterien für das Mikrobiom und den Wirt sind die Energiebereitstellung sowie die Versorgung mit Nährstoffen.

Die Energiebereitstellung erfolgt primär unter der Zusammenarbeit der Bakterienstämme Firmicutes und Bacteroides [1]. Diese werden auch als Kommensale bezeichnet, da sie sich von den Nahrungsrückständen ihres Wirts ernähren, ohne ihn dabei zu beeinträchtigen [15]. Während pflanzliche Polysaccharide im humanen Darm nicht aufgespalten werden können, weisen Kommensalen entsprechende Enzyme (z. B. Glykosylhydrolase) auf, mit denen diese Bestandteile fermentiert werden können [14–16]. Besonders nennenswert sind hier die auf die Oligosaccharidfermentation spezialisierten Bifidobakterien [1].

Ausgangssubstanzen der Energielieferung stellen unverdauliche Kohlenhydrate wie resistente Stärke, Inulin und Pektin dar, die in kurzkettige Fettsäuren umgewandelt werden [1]. Zugleich mündet die anaerobe Metabolisierung von Peptiden und Proteinen in die Synthese kurzkettiger Fettsäuren [14]. Die dadurch entstehenden Substanzen Azetat und Propionat dienen dabei vorrangig als Hauptversorgungsquelle für Muskel-, Herz- und Gehirnzellen. Butyrat wird hingegen für die Versorgung der Epithelzellen im Kolon herangezogen [1]. Welches Endprodukt dem Wirt letztlich zur Verfügung steht, ist primär von der Zusammensetzung des Mikrobioms abhängig, da unterschiedliche Mikroben differente Fettsäuren synthetisieren [14].

3.2.2 Interaktion mit dem Immunsystem und Schutz vor Krankheitserregern

Die darmeigene immunologische Barriere sowie das Immunsystem des Wirts stehen im fortwährenden Austausch miteinander und tragen gleichermaßen zur Aufrechterhaltung der Darmhomöostase bei. Immunzellen und deren Rezeptoren dominieren das intestinale mikrobielle Ökosystem, während die Schleimhautimmunität durch die Mikrobiota reguliert wird [17]. Kommt es infolge einer Fehlregulation mit einhergehender Störung der Homöostase zu einem Zusammenbruch der intestinalen Barriere, können daraus eine abnormale epitheliale Apoptose und eine intestinale Entzündung resultieren [18].

Mithilfe direkter und indirekter Wirkmechanismen sind die intestinalen Mikroben in der Lage, den Wirt vor Krankheitserregern zu schützen [19].

Beim Konkurrieren um Raum, Nährstoffe und Adhäsionsstellen auf dem intestinalen Epithel sind besondere Bakterienwirkstoffe wie Bacteriocine imstande, Darmpathogene direkt zu inhibieren [20]. Ergänzend haben sie die Fähigkeit, die Bildung inhibitorischer Substanzen wie Zytokine, Immunglobulin A (IgA) oder antimikrobielle Peptide zu induzieren [19].

Metabolische Produkte wie die kurzkettige Fettsäure Butyrat dienen dem Darmepithel als Energiequelle, wodurch eine verbesserte Integrität der Darmschleimhaut gewährleistet wird. Durch die Reduktion des pH-Wertes wird möglicherweise ein antiinflammatorischer Effekt auf die Darmschleimhaut ausgeübt [21].

3.3 Kurzdarmsyndrom und Mikrobiom

In verschiedenen Studien fanden sich Hinweise auf das Vorhandensein einer intestinalen Dysbiose (verringerte Diversität und veränderte Mikrobiomzusammensetzung) sowohl bei Kindern als auch bei erwachsenen Patienten mit Kurzdarmsyndrom im Gegensatz zu gesunden Kontrollgruppen [22]. Zumeist handelt es sich um Studien mit geringer Fallzahl und einer Mikrobiomanalyse aus Stuhlproben. Das Fehlen der Ileozökalklappe bei pädiatrischen Patienten mit Kurzdarmsyndrom stellt einen Risikofaktor für das Auftreten einer Dysbiose dar [23].

Neben einer Abnahme der Alpha-Diversität wurde eine Zunahme der Proteobakterien und Laktobazillen sowie eine Reduktion von Bacteroidota und Firmicutes beschrieben [22]. Letztere sind maßgeblich an der Energiebereitstellung für Wirt und Mikrobiom durch die Fermentation unverdaulicher Kohlenhydrate wie resistenter Stärke beteiligt [1].

Die Zusammensetzung des Mikrobioms bei Kurzdarmsyndrom hat möglicherweise weitere klinisch relevante Bedeutungen. So können Proteobakterien Lipopolysaccharide produzieren, die eine Dysfunktion der intestinalen Barriere, mukosale Inflammationen und Lebererkrankungen begünstigen [22]. Darüber hinaus wurde – in einer Studie mit kleiner Fallzahl – für Kinder mit Kurzdarmsyndrom und intestinaler Dysbiose eine negative Assoziation mit dem körperlichen Wachstum beschrieben [24].

Die Gabe von Probiotika bei Patienten mit Kurzdarmsyndrom zur (gesundheitsfördernden) Wirkung wird aufgrund limitierter Evidenz und potenzieller Nebenwirkungen, z. B. Bakteriämien, Infektionen und metabolischen Störungen, kontrovers diskutiert [25]. Eine ausreichend evidenzbasierte Empfehlung zur therapeutischen Anwendung von Probiotika kann daher nicht gegeben werden (s. Exkurs: Therapeutischer Einsatz verschiedener Biotika) [26].

Exkurs: Therapeutischer Einsatz verschiedener Biotika
Probiotika sind lebende Mikroorganismen, die, wenn sie in ausreichenden Mengen verabreicht werden, einen gesundheitsfördernden Effekt aufweisen können [27]. Sie zählen rechtlich gesehen zu den Nahrungsergänzungsmitteln. Dennoch sollte der Einsatz von Probiotika stets indikationsbezogen und evidenzbasiert erfolgen [28]. Bisher gibt es keine Evidenz für eine positive Wirkung von Probiotika bei Patienten mit Kurzdarmsyndrom [28].

Präbiotika wie resistente Stärke, Oligofruktose und Inulin gehören zu den unverdaulichen Nahrungsmittelbestandteilen. Sie fördern das Wachstum und die Aktivität des intestinalen Mikrobioms [27]. Damit ein unverdaulicher Lebensmittelbestandteil als „Präbiotikum" deklariert werden darf, muss ein Nachweis für dessen gesundheitsfördernde Effekte erbracht worden sein. Da fast alle Präbiotika auch zu den löslichen Ballaststoffen gezählt werden, wird an dieser Stelle auf den Abschn. 6.1.1 verwiesen.

Synbiotika sind Kombinationen aus Prä- und Probiotika, um einen synergetischen Effekt zu erzielen [27]. In Anbetracht der Komplexität der Herstellung von Synbiotika und deren Wirkungsweise gibt es aktuell noch keine Empfehlungen für einen therapeutischen Einsatz [29].

Postbiotika sind Zubereitungen von unbelebten Mikroorganismen und/oder deren Bestandteilen, die dem Wirt einen gesundheitlichen Nutzen bringen. Es kann sich hierbei um Metaboliten von Bakterien wie kurzkettige Fettsäuren oder auch um mikrobielle Fragmente, wie sie z. B. nach Lysen entstehen, handeln [30]. Sie bilden hinsichtlich eines therapeutischen Einsatzes eine noch unerforschte Gruppe der Biotika [21, 30].

Literatur

1. Qin J, Li R, Raes J et al (2010) A human gut microbial gene catalogue established by metagenomic sequencing. Nature 464(7285):59–65. https://doi.org/10.1038/nature08821
2. Blaut M (2016) Intestinales Mikrobiom. Diabetologe 12(6):386–393. https://doi.org/10.1007/s11428-016-0129-y
3. Goeser F (2012) Mikrobiomforschung: Wie körpereigene Keime als „Superorgan" agieren. Dtsch Ärztebl 109(25):A 1317-18
4. Zheng D, Liwinski T, Elinav E (2020) Interaction between microbiota and immunity in health and disease. Cell Res 30(6):492–506. https://doi.org/10.1038/s41422-020-0332-7
5. Steinhagen PR, Baumgart DC (2017) Grundlagen des Mikrobioms. Internist (Berl) 58(5):429–434. https://doi.org/10.1007/s00108-017-0224-1
6. Cheng J, Palva AM, de Vos WM, Satokari R (2013) Contribution of the intestinal microbiota to human health: from birth to 100 years of age. Curr Top Microbiol Immunol 358:323–346. https://doi.org/10.1007/82_2011_189
7. Biesalski H-K, Bischoff SC, Pirlich M, Weimann A (Hrsg) (2018) Ernährungsmedizin. Nach dem Curriculum Ernährungsmedizin der Bundesärztekammer, 5. Aufl. Thieme, Stuttgart/New York
8. Stallmach A, Vehreschild MJGT (Hrsg) (2016) Mikrobiom. Wissensstand und Perspektiven. De Gruyter, Berlin/Boston

9. Haller D, Hörmannsperger G (2015) Darmgesundheit und Mikrobiota. Ein Überblick über die Bedeutung der Darmbakterien für die Gesundheit. Essentials. Springer Spektrum, Wiesbaden
10. Adlerberth I, Wold AE (2009) Establishment of the gut microbiota in Western infants. Acta Paediatr 98(2):229–238. https://doi.org/10.1111/j.1651-2227.2008.01060.x
11. Schweinitz D, Ure B (2009) Kinderchirurgie. Viszerale und allgemeine Chirurgie des Kindesalters. Springer, Berlin/Heidelberg
12. Collado MC, Cernada M, Baüerl C, Vento M, Pérez-Martínez G (2012) Microbial ecology and host-microbiota interactions during early life stages. Gut Microbes 3(4):352–365. https://doi.org/10.4161/gmic.21215
13. Derer S, Lehnert H, Sina C, Wagner AE (2017) Modulation der intestinalen Mikrobiota durch Ernährungsinterventionen. Internist (Berl) 58(5):435–440. https://doi.org/10.1007/s00108-017-0217-0
14. Guarner F, Malagelada J-R (2003) Gut flora in health and disease. Lancet 361(9356):512–519. https://doi.org/10.1016/S0140-6736(03)12489-0
15. Bäckhed F, Ding H, Wang T, Hooper LV, Koh GY, Nagy A, Semenkovich CF, Gordon JI (2004) The gut microbiota as an environmental factor that regulates fat storage. Proc Natl Acad Sci U S A 101(44):15718–15723. https://doi.org/10.1073/pnas.0407076101
16. Cash HL, Whitham CV, Behrendt CL, Hooper LV (2006) Symbiotic bacteria direct expression of an intestinal bactericidal lectin. Science 313(5790):1126–1130. https://doi.org/10.1126/science.1127119
17. Bischoff SC (2011) ‚Gut health': a new objective in medicine? BMC Med 9:24. https://doi.org/10.1186/1741-7015-9-24
18. Zhou M, He J, Shen Y, Zhang C, Wang J, Chen Y (2017) New frontiers in genetics, gut microbiota, and immunity: a Rosetta Stone for the pathogenesis of inflammatory bowel disease. Biomed Res Int 2017:8201672. https://doi.org/10.1155/2017/8201672
19. Nishida A, Inoue R, Inatomi O, Bamba S, Naito Y, Andoh A (2018) Gut microbiota in the pathogenesis of inflammatory bowel disease. Clin J Gastroenterol 11(1):1–10. https://doi.org/10.1007/s12328-017-0813-5
20. Browne HP, Neville BA, Forster SC, Lawley TD (2017) Transmission of the gut microbiota: spreading of health. Nat Rev Microbiol 15(9):531–543. https://doi.org/10.1038/nrmicro.2017.50
21. Fabiano V, Indrio F, Verduci E, Calcaterra V, Pop TL, Mari A, Zuccotti GV, Cullu Cokugras F, Pettoello-Mantovani M, Goulet O (2021) Term infant formulas influencing Gut microbiota: an overview. Nutrients 13(12). https://doi.org/10.3390/nu13124200
22. Pironi L, D'Amico F, Guidetti M, Brigidi P, Sasdelli AS, Turroni S (2024) The gut microbiota in adults with chronic intestinal failure. Clin Nutr 43(6):1331–1342. https://doi.org/10.1016/j.clnu.2024.04.018
23. Zeichner SL, Mongodin EF, Hittle L, Huang S-H, Torres C (2019) The bacterial communities of the small intestine and stool in children with short bowel syndrome. PLoS One 14(5):e0215351. https://doi.org/10.1371/journal.pone.0215351
24. Piper HG, Fan D, Coughlin LA, Ho EX, McDaniel MM, Channabasappa N, Kim J, Kim M, Zhan X, Xie Y, Koh AY (2017) Severe gut microbiota dysbiosis is associated with poor growth in patients with short bowel syndrome. JPEN J Parenter Enteral Nutr 41(7):1202–1212. https://doi.org/10.1177/0148607116658762
25. Doron S, Snydman DR (2015) Risk and safety of probiotics. Clin Infect Dis 60(Suppl 2):S129–S134. https://doi.org/10.1093/cid/civ085
26. Merras-Salmio L, Pakarinen MP (2022) Infection prevention and management in pediatric short bowel syndrome. Front Pediatr 10:864397. https://doi.org/10.3389/fped.2022.864397
27. Johnson-Henry KC, Abrahamsson TR, Wu RY, Sherman PM (2016) Probiotics, prebiotics, and synbiotics for the prevention of necrotizing enterocolitis. Adv Nutr 7(5):928–937. https://doi.org/10.3945/an.116.012237

28. Food and Agriculture Organization of the United Nations (FAO), World Health Organization (WHO) (2002) Guidelines for the evaluation of probiotics in food. Report of a Joint FAO/WHO Working Group on Drafting Guidelines for the Evaluation of Probiotics in Food. https://isappscience.org/wp-content/uploads/2019/04/probiotic_guidelines.pdf. Zugegriffen: 03. April 2025
29. Bengmark S (2008) Synbiotics in human medicine. In: Versalovic J, Wilson M (Hrsg) Therapeutic microbiology. ASM Press, Washington, DC, S 307–321
30. Salminen S, Collado MC, Endo A, Hill C, Lebeer S, Quigley EMM, Sanders ME, Shamir R, Swann JR, Szajewska H, Vinderola G (2021) The International Scientific Association of Probiotics and Prebiotics (ISAPP) consensus statement on the definition and scope of postbiotics. Nat Rev Gastroenterol Hepatol 18(9):649–667. https://doi.org/10.1038/s41575-021-00440-6

Teil II
Ernährungstherapie

Die oral-enterale Ernährungstherapie spielt eine entscheidende Rolle in der Behandlung von Kindern und Erwachsenen mit Kurzdarmsyndrom. Ziel ist es, die enterale Autonomie zu fördern, die Lebensqualität zu erhalten und die Abhängigkeit von der parenteralen Ernährungstherapie zu reduzieren. Durch die gezielte Nährstoffzufuhr wird die intestinale Adaptation unterstützt, während gleichzeitig nutritiv bedingte Beschwerden gemindert werden. Der Teil zur Ernährungstherapie beschreibt umfassend die Grundprinzipien der oralen und enteralen Ernährungstherapie. Es wird aufgezeigt, wie sich die Therapieansätze bei verschiedenen Altersgruppen und in den unterschiedlichen Phasen der Adaptation unterscheiden – vom postoperativen Kostaufbau bis zur enteralen Autonomie. Detaillierte Informationen zu Kohlenhydraten, Eiweißen und Fetten sowie Vitaminen und Spurenelementen werden bereitgestellt, um eine optimale Nährstoffversorgung sicherzustellen. Dabei wird auf die besonderen Aspekte der Nährstoffe beim Kurzdarmsyndrom eingegangen. Dosierungsschemata und praxisnahe Beispiele veranschaulichen die Umsetzung der Empfehlungen im klinischen Alltag. Ein weiterer Schwerpunkt liegt auf der symptombezogenen Diätetik, die praktische Empfehlungen zur D-Laktatazidose, zur oralen Rehydratation und zur Ernährung bei Stoma bietet. Weitere Themen in diesem Bereich sind Ballaststoffe, FODMAP und Oxalsäure. Dieser Teil bietet somit einen wertvollen Leitfaden für Fachkräfte, um die Lebensqualität betroffener Patienten nachhaltig zu verbessern und individuelle Ernährungsstrategien zu entwickeln, die den spezifischen Bedürfnissen jedes einzelnen Patienten gerecht werden.

Ernährungstherapie bei pädiatrischem Kurzdarmsyndrom

4

Johannes Hilberath und Magdalena Brinkmann

Inhaltsverzeichnis

4.1　Ziele und Grundprinzipien der oral-enteralen Ernährungstherapie................... 27
4.2　Orale und enterale Ernährungstherapie.. 32
　　4.2.1　Nahrungsbeginn.. 33
　　4.2.2　Orale und enterale (Sonden-)Ernährung.. 33
　　4.2.3　Nahrungsauswahl und -zusammensetzung... 34
　　4.2.4　Blended Diet... 40
4.3　Postoperatives Ernährungsmanagement.. 41
4.4　Orale Aversion, Ess- und Fütterstörungen... 46
Literatur.. 48

4.1　Ziele und Grundprinzipien der oral-enteralen Ernährungstherapie

Durch die Anwendung (heim-)parenteraler Ernährung können Überleben, Wachstum und Entwicklung der an chronischem Darmversagen erkrankten Patienten sichergestellt werden. Jedoch implizieren die parenterale Ernährungstherapie und die hierfür erforderliche Abhängigkeit von einem zentralvenösen Langzeitgefäßkatheter Einschränkungen der Lebensqualität und gesundheitliche Risiken [1].

J. Hilberath (✉)
Klinik für Kinder- und Jugendmedizin, Abteilung I, Universitätsklinikum Tübingen, Tübingen, Deutschland
e-mail: Johannes.Hilberath@med.uni-tuebingen.de

M. Brinkmann
Ökotrophologie B.Sc., BA.Unternehmensgruppe, Ibbenbüren, Deutschland
e-mail: mbrinkmann@ba-unternehmensgruppe.de

© Der/die Autor(en), exklusiv lizenziert an Springer-Verlag GmbH, DE, ein Teil von Springer Nature 2025
J. Hilberath et al. (Hrsg.), *Kurzdarmsyndrom - Ernährungstherapie bei Kindern und Erwachsenen*, https://doi.org/10.1007/978-3-662-70596-4_4

Spezifische Nebenwirkungen mit relevanter Morbidität und Mortalität beinhalten u. a. katheterassoziierte Infektionen und Sepsisepisoden, drohender Verlust zentralvenöser Zugangsmöglichkeiten und eine mit dem Darmversagen assoziierte Hepatopathie (engl. *intestinal failure-associated liver disease*, IFALD). Fehlende Kontrolle bzw. Progredienz dieser Komplikationen können insbesondere bei irreversiblem Darmversagen eine Indikation zur Darmtransplantation darstellen [2].

Vorrangiges und anzustrebendes Therapieziel bei Patienten mit chronischem Darmversagen ist daher die enterale Autonomie mit Beendigung der künstlichen Ernährung. Insbesondere beim pädiatrischen Kurzdarmsyndrom kann eine erfolgreiche intestinale Adaptation des Restdarms nach ausgedehnter Darmresektion dieses Behandlungsziel unterstützen. Für eine zusätzliche Förderung des physiologischen Adaptationsprozesses im Sinne einer Hyperadaptation ist das Bereitstellen intraluminaler Nährstoffe über die Ernährung (insbesondere orale Nahrungsaufnahme) essenziell (Abb. 4.1) [3].

Des Weiteren stehen die Reduktion von nutritiv bedingten Beschwerden im Fokus des Ernährungsmanagements. Patienten mit Kurzdarmsyndrom können an unterschiedlichen gastrointestinalen und extraintestinalen Symptomen leiden wie Bauchschmerz, Meteorismus, Übelkeit und Erbrechen. Eine bakterielle Fehlbesiedelung des Dünndarms, D-Laktatazidosen, Nephropathie mit Urolithiasis,

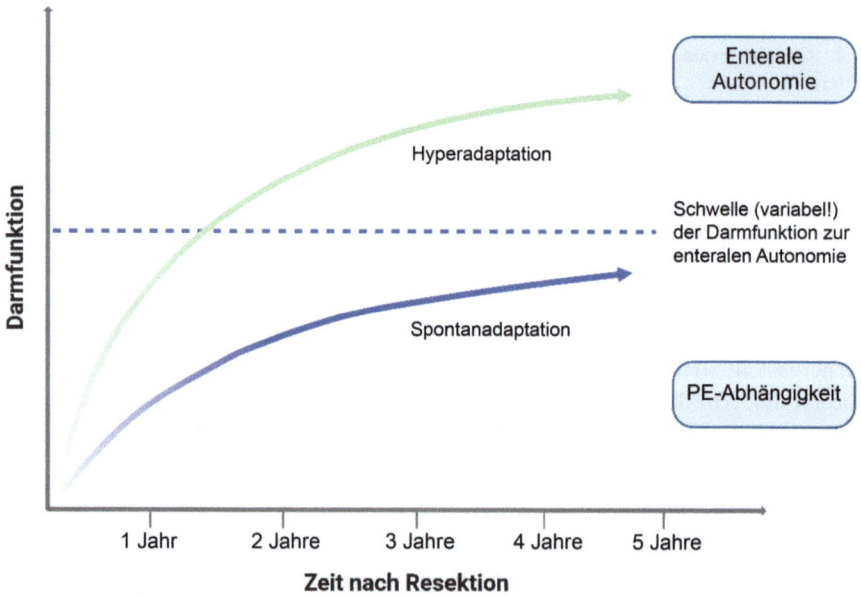

Abb. 4.1 Schematische Illustration der Adaptation auf die Darmfunktion: als natürliche Spontanadaptation (blauer Pfeil) sowie als beschleunigte und gesteigert verlaufende Hyperadaptation (grüner Pfeil). *PE* parenterale Ernährung. Eigene Abbildung, erstellt mit biorender.com

Hyperoxalurie, (osmotische) Diarrhö bzw. Steatorrhoe und übermäßig hohe Stomaverluste können Folge einer ungünstigen Zusammensetzung der oralen Ernährung sein. Gemeinsam ist diesen teils kurzdarmsyndromspezifischen Beschwerden und Folgeerkrankungen die sowohl positive als auch negative Beeinflussbarkeit durch oral-enterale Ernährung.

Im Folgenden sollen Grundzüge der Ernährung bei pädiatrischen Patienten mit Kurzdarmsyndrom aufgeführt und in den weiteren Kapiteln dieses Fachbuches vertieft werden. Zu beachten ist, dass die Evidenz in vielen Bereichen begrenzt und ungenügend für gesicherte Aussagen ist. Daher basieren die in diesem Buch genannten Empfehlungen teilweise auf der Erfahrung und Expertenmeinung der Autoren.

Folgende Leitprinzipien sollen für das oral-enterale Ernährungsmanagements bei Kindern mit Kurzdarmsyndrom beachtet werden:

- Förderung der intestinalen Adaptation
- Reduktion des Grades der Abhängigkeit von parenteraler Ernährung
- Reduktion der Häufigkeit bzw. des Ausmaßes der mit parenteraler Ernährung assoziierten Komplikationen und klinischen Beschwerden
- Beginn der oral-enteralen Ernährung so frühzeitig wie postoperativ möglich bzw. verträglich
- Optimale Balance zwischen Förderung der intestinalen Adaptation und nutritiver Versorgung auf der einen und Vermeiden von Überfütterung mit Überschreiten der Toleranz und negativen Konsequenzen auf der anderen Seite (z. B. (chologene) Diarrhö, intestinale bakterielle Überwucherung, Entzündung, Stase, Dilatation)
- Förderung der Entwicklung orofazialer Fähigkeiten, insbesondere bei Neugeborenen und Säuglingen
- Konsequente Umsetzung spezifischer Ernährungsempfehlungen bei Kurzdarmsyndrom unter Berücksichtigung der Alltagsherausforderungen und Lebensqualität des Patienten und der Familie
- Prävention von oraler Aversion, Fütter- bzw. Essstörungen, Vermeiden von Zwang und negativen Erfahrungen in Bezug auf die Nahrungsaufnahme; Ermöglichen sozialer Teilhabe und Beachten des Stellenwertes der Nahrungsaufnahme bei gemeinsamen Mahlzeiten für die Lebensqualität des Patienten und der Familie

Aufgrund der Individualität der Patienten mit Kurzdarmsyndrom hat es sich bewährt, das Ernährungskonzept in Abstimmung mit Kind, Familie und Diätassistenz/Ernährungswissenschaft sowie ärztlichem Team einer Systematik folgend zu erstellen (Abb. 4.2) [4]. Optimalerweise steht sowohl im stationären als auch im ambulanten Setting ein erfahrenes, interdisziplinäres Team inklusive einer Ernährungsfachkraft mit Expertise im Kurzdarmbereich zur Verfügung, das den Patienten ganzheitlich betreut [5].

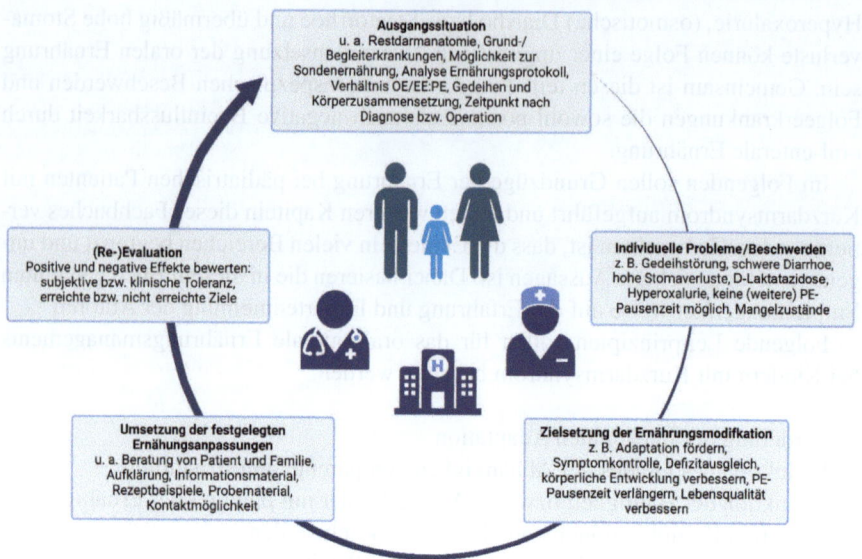

Abb. 4.2 Systematik des Ernährungsmanagements bei Kurzdarmsyndrom unter Einbeziehung und Abstimmung zwischen Patient, Familie, Ernährungsfachkraft und ärztlichem Team. *EE* enterale Ernährung, *OE* orale Ernährung, *PE* parenterale Ernährung. Eigene Abbildung, erstellt mit biorender.com

Zunächst sind die Ausgangsbedingung des Patienten mit Fokus auf die Grunderkrankung, mögliche Komorbiditäten, die Restdarmanatomie und dem Zeitpunkt nach Resektion zu beachten: So unterscheiden sich die Ernährungsstrategien bei einem Patienten mit hohem Dünndarmstoma und Verlust der Ileozökalregion (Typ I) von einem Kind mit jejunoileokolischer Anastomose, intaktem Kolon und Darm in Kontinuität (Typ III) nach Mekoniumileus bei zystischer Fibrose mit Pankreasinsuffizienz erheblich. Anschließend können über die Ernährung beeinflussbare Probleme wie hohe Stomaverluste und Diarrhö identifiziert werden. Sodann werden die Ernährungsziele festgelegt, die u. a. von der nutritiven Versorgung zur Verbesserung des körperlichen Gedeihens und der Stimulation der Adaptation über eine Symptomkontrolle (Stuhlfrequenz, -konsistenz) bis zur sozialen Teilhabe, Lebensqualität und Vermeidung von Essstörungen reichen können. Die konkrete Umsetzungsphase beginnt mit der Aufklärung und praktischen Beratung des Patienten und seinem in die Ernährung involvierten Umfeld. Die Auswirkungen der festgelegten Maßnahmen müssen beobachtet und das Konzept im Verlauf erneut evaluiert werden.

Tab. 4.1 fasst Basisprinzipien zur oral-enteralen Ernährung bei Kurzdarmsyndrom zusammen, die in den folgenden Abschnitten detaillierter dargestellt werden.

4 Ernährungstherapie bei pädiatrischem Kurzdarmsyndrom

Tab. 4.1 Basisprinzipen zur oral-enteralen Ernährung bei Kindern mit Kurzdarmsyndrom

Bausteine der Ernährung			
Proteine	*Kohlenhydrate*	*Fett*	*Flüssigkeit*
Adaptationsstimulus durch komplexe Proteine	Komplexe Kohlenhydrate sind einfachen vorzuziehen; laktosearme (ggf. -freie) Ernährung	Adaptationsstimulus und verlängerte Transitzeit durch LCT-Fette; einfache Energieresorption durch MCT-Fette	Hypoosmolare Getränke meiden; Elektrolyt-Rehydratationslösungen versuchen
Eventuell verbesserte Verträglichkeit bei hydrolysierter bis zu aminosäurebasierter Nahrung; extensiv hydrolysierte Nahrung bei Kuhmilchproteinallergie	Insbesondere bei Kolon in Kontinuität erhöhte Zufuhr möglich; Einsatz von löslichen Ballaststoffen (Einfluss auf Stuhlkonsistenz, Energiegewinnung durch SCFA)	Gezielte Supplementation (MCT bzw. LCT) möglich	Trinkmenge auf nötiges Minimum reduzieren; bei hohen Stomaverlusten weniger (nicht mehr) trinken bzw. Getränkeauswahl überprüfen
Mahlzeiten, Auswahl und Struktur			
– Orale Ernährung gegenüber enteraler Sondenernährung bevorzugen – Beikosteinführung nicht verzögern – Gewöhnung an süßen Geschmack (Einfach-, Haushaltszucker) vermeiden – Häufige kleine Mahlzeiten, Zwischenmahlzeiten und Snacks implementieren – Kombination von protein- und fettreichen Lebensmitteln mit Kohlenhydratträgern – Flüssigkeiten/Getränke und feste Nahrung voneinander trennen (Abstand ca. 30 min) – Bei Neonaten/Säuglingen: (Spender-)Muttermilch gegenüber Formulanahrung bevorzugen – Kombinierten Einsatz von enteraler Sondenernährung erwägen, z. B. nächtliche Sondierung – Gezielten Einsatz von pürierter Sondenkost individuell erwägen (*blended diet*) – Bei vorhandenen Stomata Umfüllen des Chymus in aborale Darmanteile erwägen – Teilnahme an Familienmahlzeiten sowie Essensroutinen mit Gleichaltrigen in Kindergarten bzw. Schule unterstützen			

LCT long-chain triglycerides (langkettige Triglyzeride), *MCT medium-chain triglycerides* (mittelkettige Triglyzeride), *SCFA short-chain fatty acids* (kurzkettige Fettsäuren)

Fallbeispiel

6-jährige Patientin mit Ultrakurzdarmsyndrom bei Zustand nach Dünndarmvolvulus als 3-Jährige, mit ca. 20 cm Jejunumrest nach Treitz. Das Kolon sowie die Ileozökalklappe sind erhalten. Die Patientin hat weder Passagebehinderungen noch Stenosen, außerdem gibt es keinen Hinweis auf eine bakterielle Fehlbesiedelung des Dünndarms.

Die Patientin wurde im Rahmen ihres Dünndarmvolvulus mit 3 Jahren in die Betreuung aufgenommen. Im Anschluss an die Resektionsoperation und bei vollparenteraler Ernährung erfolgte ein langsamer, aber frühzeitiger Kostaufbau zur Förderung der Adaptation mit kleinen Mengen oraler Kost. Zu Beginn wurden Portionsgrößen von 10–20 g mit weicher Kost wie beispielsweise

Naturjoghurt oder Brühe mit weicher Einlage angeboten. Von Vorteil war, dass die junge Patientin Essen und Trinken bereits gewohnt war. Unter Berücksichtigung gastrointestinaler Symptome wurden sowohl die Menge als auch die Konsistenz der Nahrungsmittel alle 2–3 Tage gesteigert. Bei vorhandenem Kolon wurde eine kohlenhydratbetonte Ernährung gewählt sowie schrittweise und nacheinander MCT-Fette und lösliche Ballaststoffe implementiert. Aufgrund der raschen Transitzeit mit reichlich Diarrhö bei fehlender Ileozökalklappe wurden im Verlauf medikamentöse Motilitätshemmer eingesetzt. Die Anpassung erfolgte im Team nach Rücksprache mit allen beteiligten Experten – Chirurgie, Gastroenterologie und Ernährungsfachkraft. Bereits zur Entlassung, in diesem Fall 5 Wochen nach dem Ereignis, konnte die parenterale Ernährung reduziert und eine mehrstündige Nahrungspausenzeit ermöglicht werden.

Nach Entlassung aus dem Krankenhaus fand im Rahmen der Ambulanztermine eine kontinuierliche Optimierung der oralen sowie parenteralen Ernährung statt. Regelmäßige Ernährungsprotokolle wurden ausgewertet und sowohl hinsichtlich Nährstoffversorgung als auch Lebensmittelauswahl evaluiert. Die Patientin wurde entgegen der ursprünglichen Planung erst im darauffolgenden Jahr im Alter von 7 Jahren eingeschult und konnte den Alltag bei inzwischen 12-stündigen Nahrungspausen bewältigen. ◄

4.2 Orale und enterale Ernährungstherapie

Johannes Hilberath und Magdalena Brinkmann

Behandlungsziel für pädiatrische Patienten mit Kurzdarmsyndrom ist die Unabhängigkeit von parenteraler Ernährung und künstlichen Ernährungshilfsmitteln durch das Erreichen einer enteralen Autonomie. Hierfür wird die bestmögliche Balance aus regelrechtem körperlichem Gedeihen, gastrointestinaler Toleranz und optimalem Adaptationsprozess angestrebt [6].

Intraluminale Nährstoffe unterstützen die Adaptation maßgeblich durch Stimulation trophischer Hormone und Mukosahyperplasie, Förderung der biliären und pankreatischen Verdauungssaftsekretion sowie Prävention von Mukosaatrophie und Barrierestörung [7]. Die oral-enterale Ernährung bei Kindern mit Kurzdarmsyndrom ist daher als Therapie und maßgebliche Säule innerhalb eines multimodalen Behandlungskonzepts zu verstehen [1].

Trotz dieser Schlüsselfunktion wird aufgrund limitierter wissenschaftlicher Evidenz die optimale Ernährungsweise kontrovers diskutiert und ist häufig von Expertenmeinungen und lokalen Praktiken beeinflusst. Insbesondere die Fragestellungen nach dem optimalen Beginn, der bestmöglichen Nahrungszusammensetzung bzw. -auswahl sowie der Art und Weise der Verabreichung werden im Folgenden beschrieben.

Aufgrund des komplexen Krankheitsbilds mit hoher Individualität der Patienten wird ausdrücklich empfohlen, die Ernährungstherapie in Abstimmung mit Kind, Eltern, ärztlichem Team und einer erfahrenen Ernährungsfachkraft zu planen und zu begleiten.

4.2.1 Nahrungsbeginn

Die orale oder enterale Sondenernährung sollte baldmöglichst nach chirurgischer Darmresektion begonnen werden, um den Adaptationsprozess und die Resorptionsleistung zu fördern [8]. Dies kann noch während der initialen postchirurgischen Akutphase erfolgen [9]. Ein frühzeitiger Ernährungsbeginn nach abdominalchirurgischem Eingriff, ggf. unterstützt durch Leitlinienprotokolle, ist mit einer verkürzten Hospitalisation und gesteigerten Rate an enteraler Autonomie assoziiert [10–12]. Ein Algorithmus zum postoperativen Kostaufbau ist in Abschn. 4.3 dargestellt.

4.2.2 Orale und enterale (Sonden-)Ernährung

Die orale Nahrungszufuhr ist gegenüber der Sondenernährung ausdrücklich zu bevorzugen: Sie ist physiologischer, stimuliert die Freisetzung von Speichel und weiteren Verdauungssäften sowie von enterotrophischen Hormonen, fördert die kindliche Entwicklung und trägt zur Prävention von Fütter- bzw. Essstörungen sowie zur Steigerung der Lebensqualität bei [1, 6]. Daher sollte der Entwicklung der oralen Fähigkeiten eine hohe Priorität durch frühzeitige Präventionsmaßnahmen und Förderung beigemessen werden (s. Abschn. 4.4) [10].

Eine orale Nahrungsaufnahme ist jedoch nicht immer bzw. nicht ausreichend sicher möglich. Hiervon sind Kinder in schlechtem Allgemeinzustand, bei fehlendem Interesse mit Abwehr, bei Dysmotilität bzw. Magenentleerungsstörung sowie bei ausgeprägtem gastroösophagealem Reflux und/oder Aspirationsrisiko betroffen. In solchen Fällen stellt die Sondenernährung eine Alternative dar, die in Form von gastralen Bolusgaben und/oder kontinuierlich (gastral oder postpylorisch) appliziert werden kann (s. auch Abschn. 4.3).

Im Gegensatz zur kontinuierlichen Sondierung ermöglichen gastrale Bolusgaben einen physiologischeren Ablauf von Fütterung, Magenentleerung und Nahrungspausen. Zudem wird durch Bolusgaben die Freisetzung gastrointestinaler Hormone stimuliert, die für die Adaptation und eine verbesserte Darmmotilität bedeutsam sind [10].

Werden gastrale Bolusgaben nicht toleriert, kann auf eine kontinuierliche Sondierung ausgewichen werden, wobei allerdings deren Vor- und Nachteile zu beachten sind. Über eine kontinuierliche Sondierung kann die Gesamtabsorptionsrate mit verbesserter Energiebilanz und Gewichtszunahme gesteigert und eine konstante Adaptationsstimulation aufrechterhalten werden [1, 10, 13]. Insbesondere bei nur noch mild-moderater Abhängigkeit von parenteraler Zufuhr kann bei einigen

Patienten über eine mehrstündige und ggf. nächtliche Dauersondierung eine vollständige Entwöhnung von der parenteralen Ernährung erreicht werden. Nachteilig bei kontinuierlicher luminaler Nahrungszufuhr kann – neben der möglicherweise alltagsrelevanten Abhängigkeit von einer Pumpe – jedoch die Beeinträchtigung der intestinalen Motilität und das damit erhöhte Risiko für bakterielle Fehlbesiedelung sein [13]. Zudem kann die anhaltende Insulinsekretion bei Dauersondierung zu Lipogenese und hepatischer Steatose sowie erhöhter Körperfettmasse führen [14]. Bei duodenaler bzw. jejunaler Sondierung wird die resorptiv genutzte Darmlänge weiter reduziert. Die kontinuierliche postpylorische Sondierung sollte Einzelfällen mit relevanter Magenentleerungsstörung und gastroösophagealer Refluxkrankheit mit Aspirationsrisiko vorbehalten sein. In diesem Zusammenhang muss auch auf das Risiko der luminalen Überfrachtung mit Sondennahrung (iatrogene Hyperphagie) hingewiesen werden. Mögliche Folgen sind Stase des Darminhalts, bakterielle Fehlbesiedelung, mukosale Inflammation und erhöhte Permeabilität [14, 15]. Dies wiederum kann negative systemische Auswirkungen nach sich ziehen, z. B. Nahrungsmittelallergien, bakterielle Translokation, Sepsis und Hepatopathie [14].

Auch wenn individuelle Besonderheiten berücksichtigt werden müssen, kann in absteigender Präferenz die orale Nahrungsaufnahme, die gastrale Bolussondierung, gefolgt von kontinuierlich gastraler und zuletzt postpylorischer Dauersondierung empfohlen werden.

4.2.3 Nahrungsauswahl und -zusammensetzung

Die Nahrungsauswahl bzw. Zusammensetzung muss individuelle Patientenfaktoren berücksichtigen: das Alter des Kindes, Nahrungstoleranz bzw. -unverträglichkeiten sowie die verbliebene Restdarmanatomie mit oder ohne Kontinuität.

Für Neugeborene und junge Säuglinge mit Kurzdarmsyndrom stellt Muttermilch die erste Wahl dar. Trotz der hohen Anteile an Laktose und LCT bzw. geringen Konzentrationen von MCT wird Muttermilch von Kindern mit Kurzdarmsyndrom in aller Regel gut vertragen [16]. Darüber hinaus wird von einer Stimulation des Adaptationsprozesses durch zugeführtes Glutamin und trophische Hormone sowie der Unterstützung eines gesundheitsfördernden Mikrobioms ausgegangen [7]. Vorteilhaft ist auch ein reduziertes Risiko für Allergien und Infektionen [6]. Hinweise bestehen zudem, dass Muttermilch zu einer verkürzten Abhängigkeit von parenteraler Ernährung und zur Prävention der mit dem chronischen Darmversagen assoziierten Hepatopathie (IFALD) beitragen könnte [17, 18].

Vor diesem Hintergrund ist die Beratung von Müttern von Kindern mit (drohendem) Kurzdarmsyndrom sehr wichtig, um ein vermeidbares Abstillen zu verhindern. Erste Alternative zur Muttermilch kann bei Kindern mit Kurzdarmsyndrom eine Frauen-Spendermilch sein, jedoch liegt hierfür keine wissenschaftliche Evidenz vor.

Stehen weder Mutter- noch Spendermilch zur Verfügung, muss auf eine Formulanahrung ausgewichen werden. Vor- und Nachteile verschiedener Formulanahrungen zeigt Tab. 4.2. Die Wahl der Formulanahrung hängt von der individuellen Ana-

Tab. 4.2 Übersicht über Formulanahrungen [19]

Formulanahrung	Vorteile	Nachteile
Polymere	– Höherer LCT-Anteil (Adaptation, essenzielle Fettsäuren) – Komplexe Nährstoffe (Adaptation)	– Geringere Toleranz (?) – Mögliches Allergierisiko (?)
Hydrolysierte, partiell/extensiv	– Bessere Verträglichkeit (?) – Höherer MCT-Anteil (Energieversorgung) – Anwendung bei Allergien, z. B. Kuhmilchprotein	– Geringer LCT-Anteil
Aminosäurebasierte	– Anwendung bei Allergien, z. B. gegen Kuhmilchprotein	– Schlechterer Geschmack – Geringer MCT-Anteil – erhöhte Osmolarität

LCT langkettige Triglyzeride, *MCT* mittelkettige Triglyzeride, (?) geringes Evidenzniveau

tomie und Verträglichkeit des Kindes ab und muss die Osmolalität, den Eiweißhydrolysegrad, den Laktosegehalt sowie die Fettzusammensetzung und den Ballaststoffgehalt der Nahrung berücksichtigen [4, 6]. Als Ausgangspunkt ist eine Standardnahrung für Früh- bzw. Neugeborene zu empfehlen. In der klinischen Praxis müssen aufgrund des komplexen individuellen Zusammenspiels der beteiligten Faktoren ggf. mehrere Nahrungen getestet werden. Ebenso können Umstellungen erfolgen bzw. erforderlich werden, um Anpassungen an Alter, Präferenz und Darmfunktion des Kindes vorzunehmen.

Für detaillierte Empfehlungen zu den Steigerungsschritten im postoperativen Kostaufbau s. Abschn. 4.3.

Eiweiß

Polymere Formulanahrungen mit intakten Proteinen stellen einen höheren adaptiven Stimulus für den Restdarm dar und sind gegenüber hydrolysierten bzw. aminosäurebasierten Nahrungen zu bevorzugen [7, 19]. Jedoch werden in der Praxis Nahrungen mit aufgespaltenen Proteinen bzw. aminosäurebasierte Nahrungen mitunter besser absorbiert und dadurch toleriert [19, 20].

Somit sind Mutter- bzw. Spendermilch die erste und Standard-Formulanahrungen die zweite Wahl bei Kindern mit Kurzdarmsyndrom. Bei ungenügender Toleranz stellen hydrolysierte Nahrungen die dritte Alternative dar, gefolgt von aminosäurebasierte Nahrungen, die auch bei Kuhmilchproteinallergie zum Einsatz kommen (vgl. hierzu auch den Ernährungsalgorithmus in Abschn. 4.3).

Bei älteren Kindern ist in der Zusammensetzung der Ernährung auf die Auswahl hochwertiger Eiweißquellen zu achten. Dies gelingt insbesondere über tierische Lebensmittel wie Milchprodukte (insbesondere Quark und Naturjoghurt), Eier, Fleisch und Fisch. Auch durch den gezielten Einsatz von Nahrungszusätzen (z. B. in bilanzierten Diätpulvern) kann hochwertiges Protein ergänzt werden (s. hierzu auch den Exkurs zur biologischen Wertigkeit in Abschn. 6.2). Die erforderliche bzw. empfohlene Proteinzufuhr ist altersabhängig unterschiedlich. Für Reifgeborene sind täglich mindestens 1,5 g und höchstens 3,0 g Aminosäuren/kg Körpergewicht empfehlenswert [16]. Zu beachten ist eine ausreichende Zufuhr von Nichtproteinenergie zur optimierten Eiweißverwertung.

▶ **Praxistipp** Eine ausreichende Proteinzufuhr erscheint vielen Eltern zunächst als Herausforderung. Meist können jedoch einfache Lebensmittel mit wenigen Tricks interessant zubereitet werden. Naturjoghurt schmeckt fettreich besonders lecker und kann mit etwas Obst (in altersentsprechender Darreichungsform) schmackhaft gemacht und an einen handelsüblichen Fruchtjoghurt kurzdarmgerecht angepasst werden. Eier sind ebenso ein variabel einzusetzendes Lebensmittel – ob als Omelette oder hart gekocht als Brotbelag lassen sich verschiedenste Mahlzeiten damit aufwerten.

Kohlenhydrate, Ballaststoffe
Eine zu hohe Zufuhr an Kohlenhydraten erhöht den osmotischen Druck und kann zu Diarrhö führen. Eine Laktosemalabsorption ist regelmäßig und insbesondere bei Resektion des proximalen Jejunums zu beobachten, sodass in diesen Fällen eine laktosearme Ernährung zur Reduktion osmotischer Diarrhö hilfreich sein kann [7]. Die primäre laktosefreie Ernährung wird jedoch nicht empfohlen, da Disaccharide einen größeren trophischen Effekt auf den Darm bewirken als Einfachzucker [7]. Darüber hinaus wird eine Laktosezufuhr empfohlen, da hierdurch eine vermehrte Produktion kurzkettiger Fettsäuren im Kolon stattfindet, die zur Energieaufnahme genutzt werden können [8].

Insbesondere Monosaccharide und Saccharose (Süßigkeiten, gesüßte Getränke, bestimmte Obst- und Gemüsesorten) und je nach Toleranz auch Laktose (s. o.) sollten bei Kindern mit Kurzdarmsyndrom zur Reduktion osmotischer Durchfälle im Allgemeinen nur in kleinen Mengen zugeführt werden [1]. Diesbezüglich bestehen in Abhängigkeit u. a. von der Restdarmanatomie und dem Grad der erfolgten Adaptation individuelle Unterschiede. Insbesondere bei Diagnosestellung im frühen Kindesalter kann jedoch bereits darauf geachtet werden, eine Gewöhnung an den Geschmack „süß" zu vermeiden. Dies bedeutet nach Meinung der Autoren auch den überlegten Umgang mit Zuckerersatzstoffen (s. auch Abschn. 6.1.2).

Die Zufuhr von Stärke sowie löslichen Ballaststoffen (über die Nahrung und/oder Zusätze) leistet über die Fermentierung zu kurzkettigen Fettsäuren durch Dickdarmbakterien einen Beitrag zur intestinalen Energieaufnahme im Kolon [1]. Lösliche Ballaststoffe führen zudem zu einer Verzögerung von Magenentleerung und gastrointestinaler Transitzeit im Sinne eines antidiarrhoischen Effektes [6]. Von diesem Effekt können insbesondere Kinder mit Kurzdarmsyndrom und intaktem Kolon in Kontinuität profitieren. Die Verträglichkeit von Ballaststoffen und Stärke kann selbst bei Patienten mit ähnlicher Anatomie erheblich variieren, was womöglich auf individuelle Unterschiede des Mikrobioms zurückzuführen ist [8].

Aufgrund der zahlreichen individuellen Faktoren (Restdarmanatomie, Motilität, Stase, bakterielle Fehlbesiedelung etc.) kann für den Anteil der Kohlenhydrate an der Gesamtenergiezufuhr nur eine Orientierungshilfe geboten werden: 30–40 % der Gesamtenergiezufuhr bei Patienten mit Dünndarmstoma und 50–60 % der Gesamtenergiezufuhr bei Kolonkontinuität.

Fett
Während LCT einen großen adaptiven Stimulus auf den Darm bewirken, die intestinale Transitzeit verlangsamen und Lieferant essenzieller, mehrfach ungesättigter Fettsäuren sind, müssen sie gallesäureabhängig im proximalen Darm hydrolysiert werden [21]. MCT können hingegen mizellenunabhängig über die Enterozytenmembran – beginnend bereits im Magen – resorbiert werden und daher als leicht verfügbare Energiequelle von Vorteil sein (insbesondere bei Fettmalabsorption, rascher Transitzeit, bakterieller Fehlbesiedelung und Gallesäureverlusten) [7]. Über das Kolon steht zudem noch eine weitere Resorptionsmöglichkeit der MCT-Fette mit Energiegewinnung zur Verfügung [21]. MCT-Fette sind jedoch gesättigt und enthalten keine essenziellen Fettsäuren, zudem ist ihr Energiegehalt im Vergleich zu LCT-Fetten etwas geringer (8,3 kcal/g versus 9,2 kcal/g). Zu beachten ist, dass ein hoher MCT-Anteil zur osmotischen Diarrhö führen kann. Letzteres trifft insbesondere auf Patienten mit Dünndarmstoma zu. Die Eindosierung von MCT-Fetten sollte daher schrittweise und individuell überwacht erfolgen (Abschn. 6.3).

Als Orientierungshilfe kann bei Patienten mit Kolon in Kontinuität eine Fettzufuhr von 20–30 % der Gesamtenergie (davon bis 50 % MCT-Fettanteil, aber Verträglichkeit individuell sehr unterschiedlich) und bei Patienten mit Dünndarmstoma von 30–40 % der Gesamtenergie (mit minimaler MCT-Zufuhr bei hohem LCT-Anteil) dienen.

Osmolalität, Flüssigkeitszufuhr, Trinken
Eine zu hohe Osmolalität der Nahrung (primär bei z. B. aminosäurebasierten Nahrungen oder durch Zusätze/Anreicherung) kann zu verstärkten (osmotischen) Durchfällen führen.

Die Flüssigkeitszufuhr sollte möglichst gering gehalten werden und auf einen ausreichenden Trink-Ess-Abstand (ca. 30 min) sowie das Trinken in kleinen Volumina geachtet werden. Insbesondere hypoosmolare Getränke können zu erhöhtem Stuhl- bzw. Stoma-Output führen und sogar zu einem höheren Nettoverlust beitragen. Isotonische Getränke bzw. Elektrolyt-Rehydratationslösungen bieten sich in diesen Fällen für eine verbesserte Resorption an. Die Urinmenge soll bei > 1 ml/kg/d liegen und muss ggf. über die parenterale Ernährung reguliert werden.

Beikost und Übergang zu fester Kost
Zu den Aspekten der Beikosteinführung sowie Überleitung zu selbstständigem Essen und Familienkost steht keine ausreichende wissenschaftliche Evidenz zur Verfügung.

Um die Entwicklung der oral-motorischen und sensorischen Fähigkeiten des Kindes zu unterstützen, sollte die Beikosteinführung nicht verzögert begonnen werden [10]. Ab einem Alter von 4–6 Monaten kann zunächst mit Getreidebrei gestartet werden, gefolgt von Gemüsepüree. Der Getreidebrei ist in der Regel die erste Wahl, weil enthaltene Stärke und Ballaststoffe für eine Eindickung des Stuhls sorgen können. Bei der Gemüseauswahl sollte auf einen geringen Zuckergehalt geachtet werden. Bei erfolgreicher Einführung können alle 3–5 Tage neue Lebensmittel hinzugefügt bzw. ausprobiert werden. Gezielte Anreicherungen der Breie für nährstoffdichte Portionen ohne Erhöhung des Wasseranteils sind möglich. Dabei lässt sich durch eventuelle Stuhlveränderungen oder Erbrechen die gegebene Toleranz beurteilen.

Werden die ersten angebotenen Lebensmittel gut toleriert, kann versucht werden, Fruchtpürees ohne zugesetzten Zucker mit einzubinden. Dies empfiehlt sich bestenfalls in einer Mischung mit Getreidebrei, da so am ehesten eine Verdickung des Stuhls, eine Verlängerung der Transitzeit und eine Reduktion der osmotischen Last erreicht werden können [10].

Das Prinzip der häufigen, kleinen Mahlzeiten gilt bei älteren Kindern weiterhin. Grundsätzlich ist die Einnahme regelmäßiger Zwischenmahlzeiten zu empfehlen, um zu umfangreiche Hauptmahlzeiten zu vermeiden und längere Infusionspausen der parenteralen Ernährung zu ermöglichen.

Bezüglich der Verwendung einfacher Zucker gibt es zwar keine evidenzbasierten Empfehlungen, in der Praxis hat es sich aber oft gezeigt, dass diese vermieden werden sollten, um das Risiko für ein Auftreten osmotischer Diarrhö so gering wie möglich zu halten [10].

▶ **Praxistipp** Im Folgenden ist eine Auflistung geeigneter Lebensmittel zu finden, die am Zentrum der Autoren erarbeitet wurde. Jedes Kind muss individuell betrachtet und die Liste dementsprechend im Rahmen einer Ernährungsberatung angepasst werden. Die Auflistung dient nur zur Orientierung und basiert zum größten Teil auf Erfahrungswerten, es besteht daher kein Anspruch auf Vollständigkeit.

Geeignete Lebensmittel	Bedingt geeignet, individuelle Austestung	Ungeeignete Lebensmittel
Kohlenhydrate		
– Komplexe Kohlenhydrate, z. B. Nudeln, Kartoffel(stücke), Reis, Couscous, Hirse, Amaranth, Quinoa, Getreideflocken – Einsatz von Süßstoffen möglich (so wenig wie möglich!)	– Kartoffelpüree/-suppe – Wenn keine Allergie vorliegt Nüsse, altersangepasst gemahlen oder als Ganzes	– Zucker, z. B. Haushaltszucker, Fruktose, Süßigkeiten, Honig, Sirup – Zuckeraustauschstoffe, z. B. Sorbit, Xylit, Maltit, weitere Zuckeralkohole (Endungen auf -itol) – Grobe Körner, sehr ballaststoffreiche Nahrungsmittel (z. B. grobes Vollkornbrot)
Gemüse		

Geeignete Lebensmittel	Bedingt geeignet, individuelle Austestung	Ungeeignete Lebensmittel
– Leicht verdauliche Gemüsesorten, z. B. Karotte, Zucchini, Fenchel, Broccoli, Schwarzwurzel, Pastinake, Kürbis, Avocado	– Faserige Gemüsesorten, z. B. Spargel(stücke) – Rohkost (Gurke, Paprika, Tomate) – Schwer verdauliches Gemüse (Mais, Erbsen; püriert meist besser verträglich)	– Blähende Gemüsesorten, z. B. Kohlgemüse, Zwiebeln, Knoblauch, Sauerkraut, Weiß- und Rotkraut – Bei Indikation oxalsäurereiche Lebensmittel (Spinat, Mangold, Rote Bete, Kakao, Rhabarber)
Obst		
– Banane, Beeren – Ungesüßtes Kompott in kleinen Mengen, auch als Brotaufstrich	– Obst in kleinen Mengen in Kombination mit Fett/Eiweiß besser verträglich, z. B. Obst und Naturjoghurt 3,5 %	– Obstsäfte (pur) – Obst in großen Mengen – Marmeladen mit hohem Zuckeranteil
Milch und Milchprodukte (wenn keine Unverträglichkeit vorliegt, Start mit kleinen Mengen, ggf. zu Beginn laktosearm)		
– Kuhmilch 3,5 und 3,8 % Fett – Naturjoghurt 3,5 und 10 % Fett – Getreidebrei oder Pudding (ohne Zuckerzusatz)		– Fruchtjoghurts und Puddings mit hohem Zuckeranteil
Getränke		
– Mineralwasser (still, medium) – Ungesüßte Tees	– Limonaden ohne Zucker – Wasser mit zuckerfreiem Sirup	– Fruchtsäfte, Limonaden, allgemein gesüßte Getränke – Koffeinhaltige Getränke – Viel Kohlensäure
Gewürze und Kräuter		
– Frische Kräuter – Salz, Paprika edelsüß, Gemüsebrühe	– Pfeffer eventuell in kleinen Mengen	– Scharfe Gewürze (u. a. Chili, Curry, Cayennepfeffer)
Tierische Produkte		
– Weiches Fleisch/Fisch – Produkte aus Hackfleisch – Hühnerei – Wurst und Wurstwaren	– Rohe tierische Produkte – Stark Gebratenes und Gewürztes – Paniertes und Frittiertes	– Hartes und faseriges Fleisch

Nahrungszusätze
Lebensmittel und Getränke von Kindern mit Kurzdarmsyndrom können gezielt durch Zusätze optimiert bzw. bei Bedarf auch durch Trinknahrungen/Fertignahrungen/-getränke ersetzt werden. Hierdurch ist die Anpassung an individuelle Bedürfnisse möglich. Ziele können eine Steigerung der Energiezufuhr und Beeinflussung gastrointestinaler Symptome sein. Auch der flexible und portable Einsatz dieser Produkte für Zwischenmahlzeiten kann als Vorteil betrachtet werden.

Zum Einsatz kommen beispielsweise (hochkalorische) Trinknahrungen, bilanzierte Diätpulver, Eiweiß, lösliche Ballaststoffe und MCT bzw. LCT. Vielseitige Anwendungen sind möglich und sollten mit der Ernährungsfachkraft individuell und kreativ abgestimmt werden, z. B. als Grundlage oder Ergänzung bei der Mahlzeitenzubereitung zum Kochen und Backen versus fertige Zwischenmahlzeit.

4.2.4 Blended Diet

Immer mehr Aufmerksamkeit bekommen auch die sog. *blended diets*. Unter diesem Begriff wird die Verarbeitung einer stückig-konsistenten Mahlzeit in eine sondengängige Form zur enteralen Applikation verstanden [8]. Diese Nahrung wird aus dem „alltäglichen" Familienessen bzw. einer individuell zubereiteten Mahlzeit unter Zugabe von Flüssigkeit von den Familien für ihr sondenabhängiges Kind hergestellt. Inzwischen sind auch Fertigprodukte verfügbar, die die potenziellen Nachteile der nicht bilanzierten Zusammensetzung, geringen Haltbarkeit, Arbeitsaufwand und Kontamination bei fehlender Sterilität ausgleichen können.

Hintergrund für das zunehmende Interesse an diesen Produkten ist, dass mit dieser Art der Nahrung eine positivere Wahrnehmung seitens der Familie und des Patienten verbunden ist. Eltern bewerten *blended diets* als natürlicher und beobachten verminderte gastrointestinale Beschwerden und verbesserte Stuhlkonsistenz [22]. Die positiven Effekte können ggf. auf eine höhere Ballaststoffdichte und Viskosität der Nahrung zurückzuführen sein [23].

Die verfügbare Evidenz für den Einsatz von *blended diets* ist sowohl im Allgemeinen als auch im Speziellen für Kinder mit Kurzdarmsyndrom sehr limitiert [22]. In zwei retrospektiven Auswertungen bei pädiatrischen Patienten mit Darmversagen konnten sowohl positive Effekte (weniger Diarrhö) als auch Nebenwirkungen (Gewichtsverlust, Meteorismus) beobachtet werden [23, 24]. Es besteht in der praktischen Anwendung das Risiko für schlechte Sondengängigkeit bis hin zur Verstopfung der Sonde.

Eine Empfehlung für den probatorischen Einsatz, z. B. bei entsprechendem Wunsch der Familie oder des Patienten, muss individuell abgewogen werden. Unterstützung und Begleitung durch eine Ernährungsfachkraft ist in solchen Fällen ausdrücklich zu empfehlen.

▶ **Praxistipp** Zur Erhöhung des Nährstoffgehalts einer *blended diet* kann z. B. Sondenkost oder eine Trinknahrung mit neutralem Geschmack verwendet werden, um das Familienessen sondengängig zu machen. Dies hat zudem den Vorteil, dass der Wassergehalt in der *blended diet* reduziert wird, zusätzlich aber Elektrolyte, Vitamine und Spurenelemente, die ggf. beim Kochen verloren gegangen sind, ersetzt werden.

4.3 Postoperatives Ernährungsmanagement

Johannes Hilberath

Nach ausgedehnter chirurgischer Darmresektion gilt es, die postoperative Stressreaktion zu berücksichtigen, iatrogene Malnutrition, Dehydratation und Elektrolytimbalancen zu vermeiden sowie den intestinalen Adaptationsprozess durch frühestmöglichen Beginn einer oral-enteralen Ernährung zu fördern.

Die metabolische Stressreaktion nach intestinaler Resektion lässt sich in drei Phasen einteilen: früh-akute (erste 24–48 h), intermediäre (erste postoperative Woche) und die sich anschließende Erholungsphase [25]. Abhängig vom Ausmaß des chirurgischen Eingriffs und vom Alter des Patienten verläuft die Stressantwort jedoch individuell verschieden [19].

Der Fokus in der akuten postoperativen Frühphase (0–48 h) liegt auf der Versorgung mit parenteraler Flüssigkeit und Glukose [19]. Anpassungen bei Hyper- bzw. Hypovolämie und erhöhtem Risiko für Hyperglykämien sind regelmäßig erforderlich. Parenterale Ernährung und ergänzende Volumenzufuhr sind in der Akutphase häufig zu trennen.

Auch mit Abklingen der inflammatorischen Reaktion kommt in der Folge der graduell gesteigerten parenteralen Ernährung die zentrale, überlebenswichtige Rolle zur Versorgung mit Flüssigkeit, Makro- und Mikronährstoffen (u. a. Elektrolyten) zu. Neben der Förderung von Gedeihen und Aufholwachstum können kumulierte Defizite ausgeglichen und die Wundheilung unterstützt werden [19].

Der Beginn der intermediären Phase ist durch Absetzen von Stuhlgang bzw. regelrecht förderndem Stoma gekennzeichnet [19]. Insbesondere bei Anlage eines Dünndarmstomas ist in der Anfangsphase mit hohen Volumenumsätzen und Elektrolytverlusten zu rechnen (u. a. Natrium, Magnesium). Es empfiehlt sich neben täglichen Gewichtsbestimmungen bei allen Patienten eine regelmäßige Kontrolle der Natriumausscheidung im Urin mit einem Zielwert von > 20 mmol/l Natrium und einer Natrium-Kalium-Relation von > 1 [15, 26]. Für Säuglinge konnte ein verbessertes Wachstum durch entsprechende Supplementation gezeigt werden [27]. Die Urinausscheidung soll bei > 1–2 ml/kg/h liegen.

Eine sog. Ruhigstellung des Darms kann eine Atrophie der Mukosa mit gestörter intestinaler Barriere nach sich ziehen und sollte vermieden werden [17]. Im Gegenteil ist ein früher Nahrungsbeginn wichtig für den Adaptationsprozess [10]. Daher sollte so früh wie postoperativ möglich ein *trophic* bzw. *minimal feeding* – gesteuert nach Verträglichkeit – begonnen werden [8]. Die postoperative Nahrungszufuhr kann bereits innerhalb der ersten 48 h erfolgen und konsekutiv gesteigert werden [19]. Voraussetzungen, insbesondere für eine weitere Erhöhung der Nahrungsmenge, sind eine ausreichende Toleranz des Patienten: Diese ist gekennzeichnet durch vorhandene Darmgeräusche, Absetzen von Stuhlgang (maximal 6–10 Stuhlgänge/d) bzw. ein stetig förderndes Stoma (< 20–50 ml/kg/d), ein allenfalls mäßig distendiertes, weiches und nicht druckdolentes Abdomen, schlanke Darmschlingen und ausreichenden Patientenkomfort mit gering ausgeprägten Symptomen (z. B. Erbrechen, Bauchschmerz).

Auch bei Nahrungsintoleranz empfiehlt der Autor, Neugeborenen und Säuglingen zur Entwicklungsförderung und Prävention einer Fütter-/Essstörung frühzeitig eine orale, nicht nutritive Stimulation anzubieten.

Zu beachten ist, dass es insbesondere bei Kindern mit einer intestinalen Atresie und/oder Gastroschisis als Grunderkrankung zu ausgeprägter postoperativer Dysmotilität kommen kann [28]. Bei diesen Patienten sind aufmerksames Monitoring des klinischen Zustands, ggf. ergänzt durch apparative Diagnostik, und sorgsame Geduld während des abwartenden Verhaltens in der klinischen Praxis erforderlich.

Aufgrund der orofazialen Entwicklungsförderung, der Prävention von Fütter-/Essstörungen und einer gesteigerten Freisetzung enterotrophischer Hormone ist die orale Zufuhr gegenüber einer enteralen Sondenernährung zu präferieren [14]. Es ist zu betonen, dass trotz dieser allgemeinen Empfehlung die optimale Ernährungsstrategie (oral versus kontinuierlich enteral versus intermittierend enteral) in der Literatur differenziert diskutiert wird. Zur Stimulation der Adaptation sollte bei nicht möglicher oraler Ernährung (z. B. schlechter Allgemeinzustand, mechanische Beatmung) eine Sondenernährung erfolgen. Auch eine Kombination der Ernährungsformen kann erwogen werden.

Tab. 4.3 stellt die verschiedenen Ernährungsstrategien, Indikationen für deren Anwendung sowie Vor- bzw. Nachteile zusammen.

Tab. 4.3 Übersicht über mögliche Ernährungsformen, deren Indikationen und jeweilige Vor- bzw. Nachteilen (--> +, Vorteil. -, Nachteil. +/-, Neutral bzw. Einzelfallbewertung erforderlich) [1, 8, 17, 19]

	Orale Nahrungszufuhr	Gastrale Bolussondierung	Kontinuierliche enterale Sondierung (gastral bzw. duodenojejunal)
Indikationen	– Stabiler Patient – Ausreichende Magenentleerung – Kein schwerer gastroösophagealer Reflux – Kein Aspirationsrisiko	– Stabiler Patient – Orale Nahrungsaufnahme nicht möglich (z. B. mechanische Beatmung, Unreife) – Ausreichende Magenentleerung – Kein schwerer gastroösophagealer Reflux – Kein Aspirationsrisiko	– Instabiler Patient – Bolusnahrung nicht toleriert – Rasche Transitzeit mit vielen Durchfällen – Gastrale kontinuierliche Sondierung – Postpylorische Sondierung bei Magenentleerungsstörung, gastroösophagealem Reflux und/oder Aspirationsrisiko

Tab. 4.3 (Fortsetzung)

	Orale Nahrungszufuhr	Gastrale Bolussondierung	Kontinuierliche enterale Sondierung (gastral bzw. duodenojejunal)
	Eine Kombination der Verfahren ist möglich, z. B. tagsüber orale Nahrung bzw. Bolusgaben und nächtliche kontinuierliche Sondierung.		
Vor- bzw. Nachteile der Ernährungsformen			
Förderung der Adaptation durch intraluminale Nährstoffe	+	+	+
Zyklische Stimulation/Sekretion gastrointestinaler Hormone	+	+	–
Freisetzung trophischer Faktoren aus Speicheldrüsen, gesteigerte Sekretion gastrointestinaler Wachstumsfaktoren	+	–	–
Physiologische Nahrungszufuhr, Fastenperioden	+	+/–	–
Zufuhr von fester Nahrung (verdickte Stuhlkonsistenz)	+	–	–
Möglichkeit zur postpylorischen Sondierung bei Magenentleerungsstörung	–	–	+
Möglichkeit zur langsamen, kontinuierlichen gastralen Sondierung mit verbesserter Verträglichkeit	–	+	+
Maximal effiziente Nutzung absorptiver Oberfläche mit Steigerung der Makro- bzw. Mikronährstoffversorgung und Gewichtszunahme	–	–	+

(Fortsetzung)

Tab. 4.3 (Fortsetzung)

	Orale Nahrungszufuhr	Gastrale Bolussondierung	Kontinuierliche enterale Sondierung (gastral bzw. duodenojejunal)
Prävention intestinaler Überladung mit Überschreiten der Absorptionskapazität	+	+/−	−
Entwicklung von Hunger-/Durstgefühl	+	+/−	−
Förderung sensorischer und orofazialer Fähigkeiten	+	−	−
Prävention oraler Aversion	+	−	−
Geringe Abhängigkeit apparativer Hilfsmittel	+	+/−	−
Kostenreduktion	+	+/−	−

Bei Neugeborenen wird Muttermilch als die Nahrung der ersten Wahl empfohlen. Diese enthält u. a. LCT, Glutamin und Wachstumsfaktoren, die das Darmwachstum und den Adaptationsprozess fördern. Darüber hinaus werden das Mikrobiom sowie die Verdauung durch humane Pankreaslipase unterstützt. In einer retrospektiven Analyse von 30 Neugeborenen mit Kurzdarmsyndrom korrelierte die Gabe von Muttermilch am stärksten mit einer signifikant verkürzten Dauer der parenteralen Ernährung [18]. Sofern verfügbar kann – trotz limitierter Evidenz bei Kindern mit Kurzdarmsyndrom – auch Spendermuttermilch verwendet werden [7].

Alternativ werden Formulanahrungen eingesetzt. Ausreichende Evidenz für eine zu bevorzugende Auswahl zwischen den verfügbaren polymeren, (partiell/extensiv) hydrolisierten oder aminosäurebasierten Nahrungen steht nicht zur Verfügung. Komplexe Nährstoffe wie intakte Proteine benötigen eine intensivere Verdauungsleistung und werden daher in der klinischen Erfahrung teils schlechter toleriert, ermöglichen aber einen größeren adaptiven Stimulus [29]. Während LCT die Adaptation weiter unterstützen und essenzielle Fettsäuren liefern, können MCT mizellenunabhängig über die Enterozytenmembran resorbiert werden und tragen so zur leicht verfügbaren Energieversorgung bei (insbesondere bei rascher Transitzeit, bakterieller Fehlbesiedelung und Gallesäureverlusten).

Zu beachten ist auch die Osmolarität der Nahrungen: Isoosmotische Nahrungen liegen zwischen 250 und 300 mosmol/l. Insbesondere höher osmolare Nahrungen können zu (osmotischer) Diarrhö führen, während Nahrungen mit niedriger Osmolarität regelmäßig besser vertragen werden.

Zur Erhöhung des Energiegehalts bei gleichbleibendem Volumen kann von der Standardzubereitung abgewichen werden. Die klinische Toleranz mit möglichen Auswirkungen u. a. auf den Stuhlgang (Volumen, Frequenz) ist in der Folge zu beobachten.

Ab dem Kleinkindalter können Suppen zur elektrolythaltigen Flüssigkeitssubstitution angeboten werden. Über weiche Kost wird auf spezifische Normalkost bei Kurzdarmsyndrom übergegangen. Essen und Trinken sollen zeitlich voneinander getrennt werden (mit einem zeitlichen Abstand von ca. 30 min). Hierdurch kann eine verbesserte Nährstoff-/Flüssigkeitsresorption bzw. Verminderung der Verluste erreicht werden.

Bei Vorhandensein eines doppelläufigen Stomas bzw. abführenden Darmanteils wird das Umfüllen von Chymus nach aboral zur trophischen Versorgung, Vermeidung einer Diversionsenterokolitis und Vorbereitung auf eine Kontinuitätswiederherstellung befürwortet.

Bei längerfristigen postoperativen Krankenhausaufenthalten sollen Meilensteine der Ernährung noch im stationären Setting Beachtung finden. So sollten Säuglinge frühzeitig und nicht verspätet an Beikost herangeführt werden. Hierdurch wird oftmals ein positiver Effekt auf die Stuhlkonsistenz erzielt. Zudem fördert die komplexere Lebensmitteltextur die sensorische und motorische Entwicklung.

Um Verzögerungen von Kostaufbau, Gewichtszunahme und Entlassung zu vermeiden, sind lokale Leitlinienprotokolle vorteilhaft [11, 12]. Die interdisziplinäre Erstellung eines solchen Protokolls unter Zusammenarbeit von Neonatologie, Gastroenterologie, Chirurgie, Fachpflege und Ernährungswissenschaft wird empfohlen.

Kürzlich wurde ein Protokoll nach intestinaler Resektion für Neugeborene ab korrigiert 36 Schwangerschaftswochen publiziert, das auch in dem hier vorgestellten Ernährungsalgorithmus berücksichtigt wird (Abb. 4.3) [10, 19]. Bei Steigerung der Versorgung mit Flüssigkeit und Nährstoffen ist zu beachten, dass die parenterale Ernährung aufgrund der Verluste durch Malabsorption in der Regel nicht isokalorisch (also nicht 1:1) reduziert werden kann.

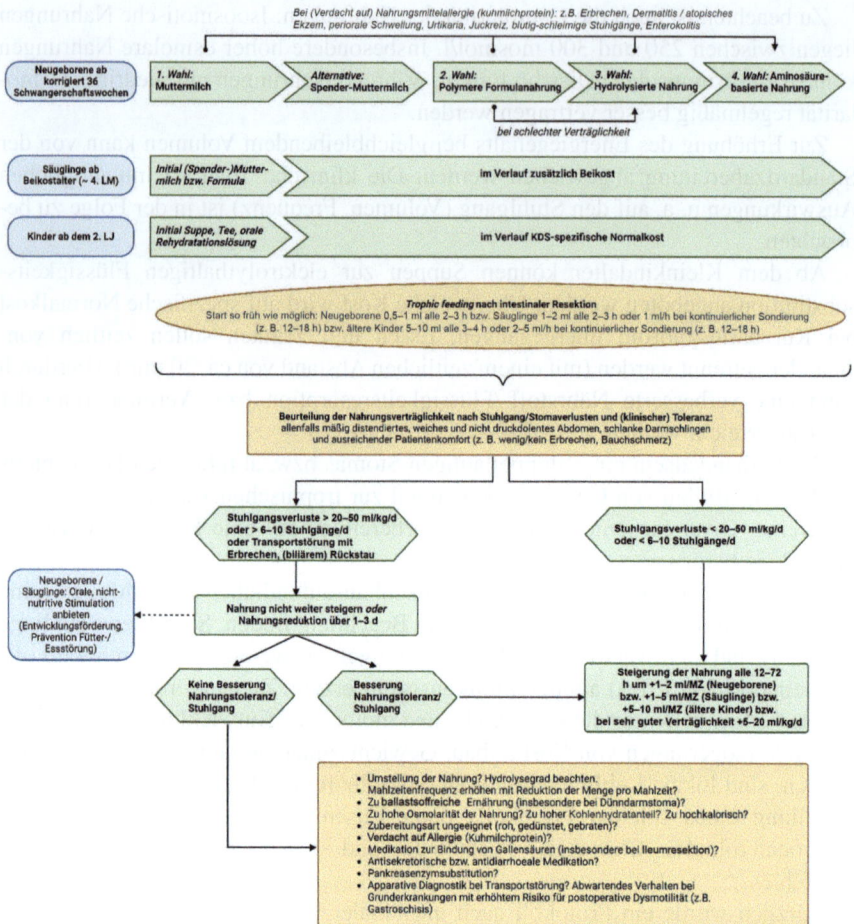

Abb. 4.3 Algorithmus zum postoperativen Ernährungsmanagement nach intestinaler Resektion gemäß Vorgehen am Zentrum des Autors und modifiziert nach Norsa et al. [19]. *h* Stunde(n), *KDS* Kurzdarmsyndrom, *LJ* Lebensjahr, *LM* Lebensmonat, *MZ* Mahlzeit. Eigene Abbildung, erstellt mit biorender.com

4.4 Orale Aversion, Ess- und Fütterstörungen

Johannes Hilberath

Bei Kindern mit chronischem Darmversagen aufgrund eines Kurzdarmsyndroms sind die parenterale und nicht parenterale Ernährung von herausragender Bedeutung. Insbesondere für die Förderung des intestinalen Adaptationsprozesses sowie die Entwöhnung von heimparenteraler Ernährung stellen die orale und enterale Ernährung die unerlässliche Basis dar. In mehrfacher Hinsicht ist die physiologische orale Nahrungsaufnahme gegenüber einer gastralen oder postpylorischen Sondenernährung hervorzuheben:

1) Oral aufgenommene Nahrung führt zur Aktivierung der Speicheldrüsen mit Sekretion trophischer Wachstumsfaktoren [30]. Zudem wird durch orale Mahlzeitenboli die Sekretion gastraler und pankreatischer Verdauungssäfte sowie enteraler Hormone und Wachstumsfaktoren stimuliert, die das intestinale Wachstum und die Adaptation fördern [1, 5].
2) Orales Fütterangebot ermöglicht Neugeborenen und jungen Säuglingen die koordinierte Entwicklung der orofazialen Motorik, die für die Fähigkeit zu Saugen, Schlucken und Atmen unerlässlich ist.
3) Die orale Ernährung ist darüber hinaus wichtig zur Förderung des Interesses an Nahrung sowie der Freude am Essen und trägt somit zur Prävention einer Essproblematik bei [14].
4) Die rechtzeitig erlernte orale Nahrungsaufnahme schützt vor der Entwicklung späterer Fütter- und Essstörungen [31].
5) Die Fähigkeit zur oralen Nahrungsaufnahme stellt zudem einen relevanten psychologischen Faktor in Bezug auf die Lebensqualität von Familien mit Kindern mit Kurzdarmsyndrom dar [1].

Kinder mit Kurzdarmsyndrom werden als Risikogruppe für die Entwicklung von Schwierigkeiten beim Füttern bzw. Essen angesehen [32]. Dies kann sich u. a. durch Ablehnung (grundsätzlich oder gegenüber konsistenter/anders texturierter Nahrung), Probleme mit dem Kauen und/oder Schlucken, Husten, orale Überempfindlichkeit mit Ausspucken und Erbrechen und sehr zeitintensive Mahlzeiten äußern. Aufseiten der Eltern bzw. Familie kann eine verringerte Lebensqualität, Frustration, Enttäuschung, Inkompetenzgefühl, Traurigkeit sowie Konflikte und eine dysfunktionale Interaktion bis hin zur Anwendung von Zwang bei den Mahlzeiten beobachtet werden.

Daten zur Häufigkeit von oraler Aversion sowie Ess- und Fütterstörungen bei Kindern mit Kurzdarmsyndrom stehen kaum zur Verfügung. In einer Auswertung zweier pädiatrischer intestinaler Rehabilitationszentren wurden in einer Kohorte von 59 Kindern mit Darmversagen bei 19 % eine moderate und bei 25 % eine schwere Fütter-/Essproblematik beschrieben [33].

Neben Frühgeburtlichkeit und Entwicklungsverzögerungen sind weitere Risikofaktoren für die Entstehung einer Fütter-/Essproblematik u. a. prolongierte Nüchternphasen, Anwendung enteraler (nasaler) Ernährungssonden, negativ assoziierte/traumatische Manipulationen im Mundraum und Entkopplung von Hunger- und Sättigungsgefühl bei kontinuierlicher parenteraler Ernährung [31, 33–35].

Sowohl für das Erlernen zur Aufnahme konsistenter Nahrung durch Kauen als auch für die Akzeptanz neuer Nahrungsmittel ist eine kritische Entwicklungsphase des Säuglings im ersten Lebensjahr und des Kleinkindes zu berücksichtigen. Regelmäßig fällt die Phase der Krankheitsentstehung mit teils chirurgisch sowie konservativ herausfordernden und möglicherweise komplikationsreichen klinischen Verläufen in diese Zeitfenster [31].

Zur Prävention von Fütterstörungen sind der Entwicklung und dem Erhalt der oral-motorischen und -sensorischen Fähigkeiten sowie der Vermeidung negativer bzw. traumatischer Erfahrungen im Mund-Rachen-Raum Priorität einzuräumen [29]. Daher sind die Beratung und Schulung der Bezugspersonen äußerst wichtig, beispielsweise zu Themen wie Struktur und Zeitpunkt gemeinsamer Mahlzeiten (z. B. ablenkungsfreie Umgebung), positive Bedeutung der Nahrungsmittelexploration, Erkennen und Deuten der kindlichen Reaktionen (z. B. Interesse versus Wegdrehen) und Eltern-Kind-Interaktion.

In Bezug auf das Kind, insbesondere bei Neugeborenen und Säuglingen, müssen prolongierte Nüchternphasen vermieden bzw. deren Notwendigkeit täglich aktiv überprüft werden [35]. Bei nicht vermeidbarer Nüchternheit sollte eine nicht nutritive orale und sensorische Stimulation (z. B. nicht nutritives Saugen; kleinste Mengen Muttermilch auf Schnuller oder Finger anbieten) erfolgen [5]. Die oral-motorischen Fähigkeiten wie Kraft und Koordination von Lippen, Zunge und Kiefer können durch gezielte Interventionen weiter gefördert werden (z. B. durch Berühren/Streicheln von Lippe und Zunge durch erfahrene Fachkräfte). Eine Anleitung der Eltern in Bezug auf diese Maßnahmen ist sinnvoll, gerade auch für den Zeitraum nach einem stationären Aufenthalt und Entlassung [32]. Hierbei muss stets die Akzeptanz des Kindes berücksichtigt werden. Zwang bei der Fütterung bzw. Malzeitenaufnahme kann eine orale Aversion auslösen bzw. verschlechtern und sollte unbedingt vermieden werden [1]. Die Notwendigkeit enteraler Ernährungssonden (insbesondere nasaler und oraler Sonden) sollte regelmäßig hinterfragt werden.

Der Übergang zu fester Nahrung ist ein weiterer wichtiger Meilenstein in der Prävention und sollte zeitgerecht mit 4–6 Lebensmonaten erfolgen bzw. wenn das Kind gemäß seinem Entwicklungsstand dazu in der Lage ist [35]. Der Einbezug in die Struktur der Familienmahlzeiten und Essensroutinen auch von sondenernährten Kindern kann eine positive Einstellung zum Essen bzw. Nahrungsaufnahme unterstützen; bei älteren Kindern kann dies auch Vorbereitungen wie Tischdecken und gemeinsames Kochen einschließen [32].

Frühzeitiges Hinzuziehen von erfahrenen Ernährungs- und Logopädiefachkräften – bereits in der Phase der Prävention und noch vor therapeutischen Maßnahmen – ist empfehlenswert und unterstreicht die Notwendigkeit des interdisziplinären Ansatzes zur Vermeidung von Essstörungen.

Literatur

1. Avitzur Y, Courtney-Martin G (2016) Enteral approaches in malabsorption. Best Pract Res Clin Gastroenterol 30(2):295–307. https://doi.org/10.1016/j.bpg.2016.03.009
2. Kaufman SS, Avitzur Y, Beath SV, Ceulemans LJ, Gondolesi GE, Mazariegos GV, Pironi L (2020) New insights into the indications for intestinal transplantation: consensus in the year 2019. Transplantation 104(5):937–946. https://doi.org/10.1097/TP.0000000000003065
3. Tappenden KA (2014) Intestinal adaptation following resection. JPEN J Parenter Enteral Nutr 38(Suppl 1):23S–31S. https://doi.org/10.1177/0148607114525210
4. Hilberath J, Stolz V, Heister L, Kohl-Sobania M (2022) Ernährung bei Kindern mit Kurzdarmsyndrom. Kinder- und Jugendmedizin 22(06):407–416. https://doi.org/10.1055/a-1938-3033

5. Hopkins J, Cermak SA, Merritt RJ (2018) Oral feeding difficulties in children with short bowel syndrome: a narrative review. Nutr Clin Pract 33(1):99–106. https://doi.org/10.1177/0884533617707493
6. Raghu VK, Abdelhadi R, Garcia MA, McDonnell E, Mezoff E, Namjoshi SS (2023) Push and pull: the art of intestinal rehabilitation. JPEN J Parenter Enteral Nutr 47(8):960–962. https://doi.org/10.1002/jpen.2559
7. Puoti MG, Köglmeier J (2022) Nutritional management of intestinal failure due to short bowel syndrome in children. Nutrients 15(1). https://doi.org/10.3390/nu15010062
8. Olieman J, Kastelijn W (2020) Nutritional feeding strategies in pediatric intestinal failure. Nutrients 12(1). https://doi.org/10.3390/nu12010177
9. Krawinkel MB, Scholz D, Busch A, Kohl M, Wessel LM, Zimmer K-P (2012) Chronic intestinal failure in children. Dtsch Arztebl Int 109(22-23):409–415. https://doi.org/10.3238/arztebl.2012.0409
10. Channabasappa N, Girouard S, van Nguyen PH (2020) Enteral nutrition in pediatric short-bowel syndrome. Nutr Clin Pract 35(5):848–854. https://doi.org/10.1002/ncp.10565
11. Raduma OS, Jehangir S, Karpelowsky J (2021) The effect of standardized feeding protocol on early outcome following gastroschisis repair: a systematic review and meta-analysis. J Pediatr Surg 56(10):1776–1784. https://doi.org/10.1016/j.jpedsurg.2021.05.022
12. Shakeel F, Newkirk M, Sellers A, Shores DR (2020) Postoperative feeding guidelines improve outcomes in surgical infants. JPEN J Parenter Enteral Nutr 44(6):1047–1056. https://doi.org/10.1002/jpen.1726
13. Höllwarth ME, Solari V (2021) Nutritional and pharmacological strategy in children with short bowel syndrome. Pediatr Surg Int 37(1):1–15. https://doi.org/10.1007/s00383-020-04781-2
14. Goulet O, Abi Nader E, Pigneur B, Lambe C (2019) Short bowel syndrome as the leading cause of intestinal failure in early life: some insights into the management. Pediatr Gastroenterol Hepatol Nutr 22(4):303–329. https://doi.org/10.5223/pghn.2019.22.4.303
15. D'Antiga L, Goulet O (2013) Intestinal failure in children: the European view. J Pediatr Gastroenterol Nutr 56(2):118–126. https://doi.org/10.1097/MPG.0b013e318268a9e3
16. Sukhotnik I, Levi R, Moran-Lev H (2023) Impact of dietary protein on the management of pediatric short bowel syndrome. Nutrients 15(13). https://doi.org/10.3390/nu15132826
17. Gosselin KB, Duggan C (2014) Enteral nutrition in the management of pediatric intestinal failure. J Pediatr 165(6):1085–1090. https://doi.org/10.1016/j.jpeds.2014.08.012
18. Andorsky DJ, Lund DP, Lillehei CW, Jaksic T, Dicanzio J, Richardson DS, Collier SB, Lo C, Duggan C (2001) Nutritional and other postoperative management of neonates with short bowel syndrome correlates with clinical outcomes. J Pediatr 139(1):27–33. https://doi.org/10.1067/mpd.2001.114481
19. Norsa L, Goulet O, Alberti D, DeKooning B, Domellöf M, Haiden N, Hill S, Indrio F, Köglmeier J, Lapillonne A, Luque V, Moltu SJ, Saenz De Pipaon M, Savino F, Verduci E, Bronsky J (2023) Nutrition and intestinal rehabilitation of children with short bowel syndrome: a position paper of the ESPGHAN Committee on Nutrition. Part 1: from intestinal resection to home discharge. J Pediatr Gastroenterol Nutr 77(2):281–297. https://doi.org/10.1097/MPG.0000000000003849
20. Engelstad HJ, Danko ME (2020) Short bowel syndrome in an infant. Neoreviews 21(6):e370–e382. https://doi.org/10.1542/neo.21-6-e370
21. Miller M, Burjonrappa S (2013) A review of enteral strategies in infant short bowel syndrome: evidence-based or NICU culture? J Pediatr Surg 48(5):1099–1112. https://doi.org/10.1016/j.jpedsurg.2013.01.023
22. Köglmeier J, Assecaira I, Banci E, de Koning B, Haiden N, Indrio F, Kastelijn W, Kennedy D, Luque V, Norsa L, Verduci E, Sugar A (2023) The use of blended diets in children with enteral feeding tubes: a joint position paper of the ESPGHAN Committees of Allied Health Professionals and Nutrition. J Pediatr Gastroenterol Nutr 76(1):109–117. https://doi.org/10.1097/MPG.0000000000003601

23. Zong W, Troutt R, Merves J (2022) Blenderized enteral nutrition in pediatric short gut syndrome: tolerance and clinical outcomes. Nutr Clin Pract 37(4):913–920. https://doi.org/10.1002/ncp.10866
24. Samela K, Mokha J, Emerick K, Davidovics ZH (2017) Transition to a tube feeding formula with real food ingredients in pediatric patients with intestinal failure. Nutr Clin Pract 32(2):277–281. https://doi.org/10.1177/0884533616661011
25. Moltu SJ, Bronsky J, Embleton N, Gerasimidis K, Indrio F, Köglmeier J, de Koning B, Lapillonne A, Norsa L, Verduci E, Domellöf M (2021) Nutritional management of the critically Ill neonate: a position paper of the ESPGHAN Committee on Nutrition. J Pediatr Gastroenterol Nutr 73(2):274–289. https://doi.org/10.1097/MPG.0000000000003076
26. Klek S, Forbes A, Gabe S, Holst M, Wanten G, Irtun Ø, Damink SO, Panisic-Sekeljic M, Pelaez RB, Pironi L, Blaser AR, Rasmussen HH, Schneider SM, Thibault R, Visschers RGJ, Shaffer J (2016) Management of acute intestinal failure: a position paper from the European Society for Clinical Nutrition and Metabolism (ESPEN) Special Interest Group. Clin Nutr 35(6):1209–1218. https://doi.org/10.1016/j.clnu.2016.04.009
27. Butterworth SA, Lalari V, Dheensaw K (2014) Evaluation of sodium deficit in infants undergoing intestinal surgery. J Pediatr Surg 49(5):736–740. https://doi.org/10.1016/j.jpedsurg.2014.02.057
28. Dicken BJ, Sergi C, Rescorla FJ, Breckler F, Sigalet D (2011) Medical management of motility disorders in patients with intestinal failure: a focus on necrotizing enterocolitis, gastroschisis, and intestinal atresia. J Pediatr Surg 46(8):1618–1630. https://doi.org/10.1016/j.jpedsurg.2011.04.002
29. Neelis EG, Olieman JF, Hulst JM, de BAE K, Wijnen RMH, Rings EHHM (2016) Promoting intestinal adaptation by nutrition and medication. Best Pract Res Clin Gastroenterol 30(2):249–261. https://doi.org/10.1016/j.bpg.2016.03.002
30. Helmrath MA, Shin CE, Fox JW, Erwin CR, Warner BW (1998) Adaptation after small bowel resection is attenuated by sialoadenectomy: the role for endogenous epidermal growth factor. Surgery 124(5):848–854
31. Boctor DL, Fenton TR, Goulet O, Lambe C (2024) Pediatric intestinal failure associated eating disorder: an overview of the importance of oral feeding in a population at risk for feeding difficulties. Gastroenterol Clin North Am 53(2):309–327. https://doi.org/10.1016/j.gtc.2023.12.003
32. Hopkins J, Merritt R (2024) Strategies to promote success in oral feedings in infants and children with intestinal failure due to short bowel syndrome. Gastroenterol Clin North Am 53(2):329–341. https://doi.org/10.1016/j.gtc.2024.01.008
33. Boctor DL, Jutteau WH, Fenton TR, Shourounis J, Galante GJ, Eicher I, Goulet O, Lambe C (2021) The prevalence of feeding difficulties and potential risk factors in pediatric intestinal failure: time to consider promoting oral feeds? Clin Nutr 40(10):5399–5406. https://doi.org/10.1016/j.clnu.2021.08.018
34. Gigola F, Carletti V, Coletta R, Certini M, Del Riccio M, Bortolotti C, Morabito A (2022) Treatment of food aversion and eating problems in children with short bowel syndrome: a systematic review. Children (Basel) 9(10). https://doi.org/10.3390/children9101582
35. Wessel JJ, Kocoshis SA (2007) Nutritional management of infants with short bowel syndrome. Semin Perinatol 31(2):104–111. https://doi.org/10.1053/j.semperi.2007.02.009

Ernährungstherapie bei Erwachsenen mit Kurzdarmsyndrom

5

Lydia Lambert, Sabrina Klinner und Madeleine Aschhoff

Inhaltsverzeichnis

5.1	Ziele und Grundprinzipien der oral-enteralen Ernährungstherapie	51
5.2	Orale und enterale Ernährungstherapie	53
5.3	Postoperatives Ernährungsmanagement	54
Literatur		56

5.1 Ziele und Grundprinzipien der oral-enteralen Ernährungstherapie

Lydia Lambert

Die vollständige oder teilweise Resektion des Dünndarms hat erhebliche Auswirkungen auf die Patienten und deren Umfeld. Ein patientenindividuelles Ernährungsmanagement ist notwendig, um dieser Patientengruppe das Leben mit

---

L. Lambert (✉)
Biowissenschaften M.Sc., Clinical Nutrition/Ernährungsmanagement B.Sc., Diätassistentin, BA.Unternehmensgruppe, Ibbenbüren, Deutschland
e-mail: llambert@ba-unternehmensgruppe.de

S. Klinner
Clinical Nutrition/Ernährungsmanagement B.Sc., Diätassistentin, BA.Unternehmensgruppe, Ibbenbüren, Deutschland
e-mail: sklinner@ba-unternehmensgruppe.de

M. Aschhoff
Clinical Nutrition B.Sc., Diätassistentin, Diabetesberaterin DDG, Universitätsklinikum Münster (UKM), Abteilung für Diabetologie, Endokrinologie und Ernährungsmedizin, Medizinische Klinik B für Gastroenterologie, Hepatologie, Endokrinologie und Klinische Infektiologie, Münster, Deutschland

© Der/die Autor(en), exklusiv lizenziert an Springer-Verlag GmbH, DE, ein Teil von Springer Nature 2025
J. Hilberath et al. (Hrsg.), *Kurzdarmsyndrom - Ernährungstherapie bei Kindern und Erwachsenen*, https://doi.org/10.1007/978-3-662-70596-4_5

einem Kurzdarmsyndrom zu ermöglichen [1]. Außerdem sollten Patienten mit einem Kurzdarmsyndrom frühzeitig an entsprechende Fachzentren überwiesen werden, die über das nötige Fachwissen in der medizinischen und chirurgischen Behandlung des Kurzdarmsyndroms verfügen und, in der intensivsten Ausprägung, die notwendige parenterale Zufuhr von Mikro- und Makronährstoffen einleiten und überwachen können. Die Anbindung an ein Fachzentrum ist wichtig, da so die adäquate initiale orale oder heimparenterale Ernährung und eine Chance auf eine Entwöhnung von heimparenteraler Ernährung gewährleistet werden kann [2].

Das Ziel des Ernährungsmanagements beim Kurzdarmsyndrom ist es, den Prozess der Adaption des noch vorhandenen Darms zu unterstützen. Dies umfasst u. a. die frühzeitige Einführung und Anpassung der enteralen und/oder oralen Ernährung. Konkret bedeutet dies, den Transit der Nährstoffe zu verlangsamen und so die Anpassung des Darms zu fördern [1].

Nicht nur bei Kindern, auch bei erwachsenen Patienten sollte nach der Operation, sobald es medizinisch angezeigt ist, die Einleitung einer oralen Ernährung begonnen werden. Trotz Vorliegens eines Kurzdarmsyndroms sollten alle Lebensmittelgruppen in die Diät aufgenommen werden [1].

Bei vielen Patienten ist es nicht ungewöhnlich, dass ihre orale Nahrungsaufnahme wieder ein normales Niveau erreicht. In einigen Fällen kann diese Menge an Nahrung jedoch zu Diarrhö führen bzw. ein Leiden daran fördern. Im Allgemeinen sollten sich Patienten mit Kurzdarmsyndrom einer Ernährungsberatung durch einen speziell geschulten Ernährungsexperten unterziehen. Die Beratung stützt sich auf die subjektiven Erfahrungen des Patienten und wird idealerweise durch objektive Messungen der metabolischen Balance unterstützt, um eine hohe Adhärenz zu gewährleisten [2]. Die Ernährung sollte für den Patienten individuell zusammengestellt werden [1]. Grundsätzlich wird empfohlen, dass erwachsene Patienten mit einem Kurzdarmsyndrom eine normale Vollwertkost zu sich nehmen, um die Malabsorption zu kompensieren [3].

Die Länge und Funktion des verbliebenen Dünndarms sowie das Vorhandensein von Dickdarmresten und Ileozökalklappe (Typ I, II, III nach Messing; s. Kap. 2) sind wichtige Parameter, die bei der Bestimmung des Potenzials für die orale/enterale Autonomie berücksichtigt werden müssen [1]. Die Portionsgröße der Mahlzeiten, deren Häufigkeit und Zeitpunkte werden individualisiert. Der Hauptfokus der Ernährungsschulung und -beratung beim Kurzdarmsyndrom liegt auf der Identifizierung geeigneter Lebensmittel für die spezifisch vorliegenden Gegebenheiten unter Berücksichtigung der Symptomlast sowie der individuellen Vorlieben (im Kontext des Lebensstils, des kulturellen Hintergrunds etc.) und der Lebensqualität. Die Einnahme von 6 über den Tag verteilten kleinen Mahlzeiten verringert nachweislich Erbrechen, Völlegefühl und Blähungen bei Patienten mit verschiedenen gastrointestinalen Störungen und erhöht die Kalorienaufnahme [1].

Die Ernährungsempfehlungen für Patienten mit Kurzdarmsyndrom richten sich auch danach, ob der Dickdarm noch erhalten ist. Bei noch vorhandenem Kolon sollte die Ernährung reich an komplexen Kohlenhydraten und arm an Mono- und Disacchariden sein. Fett sollte in eher geringen Mengen aufgenommen werden. Ferner sollte die Ernährung einen hohen Gehalt an mittelkettigen Triglyzeriden (MCT) aufweisen, um zumindest einen kleinen Vorteil für die Energieaufnahme im Vergleich zu einer Ernährung mit normalen langkettigen Triglyzeriden (LCT) zu generieren. Generell ist zu beachten, dass Patienten, die eine fettarme Diät einhalten oder bei denen LCT durch MCT ersetzt wird, auf einen möglichen Mangel an essenziellen Fettsäuren und fettlöslichen Vitaminen untersucht werden. Die Ernährung von Patienten ohne erhaltenen Dickdarm kann ein beliebiges Fett-Kohlenhydrat-Verhältnis aufweisen und sollte einen geringen Gehalt an Mono- und Disacchariden beinhalten [2].

Laktose wird nicht aus der Ernährung ausgeschlossen, außer es ist eine Intoleranz durch einen eindeutigen Zusammenhang zwischen der Zufuhr von Laktose und der Zunahme der Diarrhö oder der Stomaverluste klinisch dokumentiert [2].

Patienten, die eine Dehydratation aufweisen, können eine isotonische orale Rehydratationslösung mit hohem Natriumgehalt verwenden, um die Natriumverluste des Stomas zu ersetzen. Patienten mit hohen Verlusten sollten die orale Aufnahme von natriumarmen, hypotonen (z. B. Wasser, Tee, Kaffee oder Alkohol) und hypertonen Getränken (z. B. Fruchtsäfte, Cola) einschränken, um die Verluste zu reduzieren [2].

Trotz des bisher erlangten Wissens und der vorhandenen Erfahrungswerte bleibt das Ernährungsmanagement sowohl bei Kindern als auch bei Erwachsenen herausfordernd. Dies ist der Tatsache geschuldet, dass nur wenige kontrollierte Untersuchungen zu einem gezielten diätetischen Ansatz beim Darmversagen bzw. Kurzdarmsyndrom existieren [4]. Der Bedarf an großen multizentrischen Studien besteht neben der Diätetik auch hinsichtlich der Erstellung gemeinsamer Behandlungsprotokolle [5].

5.2 Orale und enterale Ernährungstherapie

Sabrina Klinner und Madeleine Aschhoff

Die Adaptations- und chronisch adaptierte, stabile Phase unterscheiden sich durch ihr postoperatives zeitliches Auftreten und die veränderte funktionelle Kapazität des verbliebenen Darms (s. Kap. 2). Der Einsatz einer oralen Ernährung beginnt mit dem zeitlichen Beginn der Adaptationsphase [4]. Die Auswahl der oralen Ernährung beruht auf gut verträglichen Lebensmitteln [4]. Generell wird bei Patienten mit Kurzdarmsyndrom vom Typ II oder III (Kolon in Kontinuität) eine fettarme Kost mit komplexen Kohlenhydraten und wenig Mono- und Disacchariden angeboten. Diese kann durch MCT-Fette ergänzt werden, da MCT-Fette, wenn auch geringfügig, zu einer allgemein verbesserten Energieaufnahme beitragen. Patienten, die sich fettarm ernähren oder die MCT-Fette verwenden, werden regelmäßig hinsichtlich der Versorgung mit essenziellen Fettsäuren und fettlöslichen Vitaminen (Vitamin A, D, E, K) kontrolliert [2].

Bei Patienten ohne Kolon in Kontinuität ist das Verhältnis von Fett zu Kohlenhydraten in der oralen Ernährung nicht relevant. Die Zufuhr an Mono- und Disacchariden sollte jedoch ebenfalls begrenzt werden [2].

Neben der oralen Ernährung stellt die enterale Ernährungstherapie eine weitere Option dar. Dabei werden in der Adaptationsphase bevorzugt polymere, isotone Sondennahrungen eingesetzt. Diese sind einerseits kostengünstiger als niedermolekulare Produkte, andererseits weniger hyperosmolar und somit besser verträglich [2]. Die kombinierte orale und enterale Ernährung verfolgt das Ziel, die parenterale Zufuhr an Nährstoffen und Flüssigkeit im Verlauf weitgehend zu reduzieren [2]. Im weiteren Krankheitsverlauf kann mit zunehmender Adaptation die Ergänzung der Ernährungstherapie mittels oraler vollbilanzierter Trinknahrungen sinnvoll sein.

Die individuelle Verträglichkeit der oralen Ernährung und enteralen Ernährungstherapie wird in Abhängigkeit von Stomaverlusten und Diarrhö beurteilt. Nehmen das Stuhlvolumen und der Flüssigkeitsverlust unter dem Ernährungsregime überproportional zu, ist davon auszugehen, dass der enterale Kostaufbau zu schnell erfolgt ist [4]. In dieser Situation wird die Nahrungszufuhr zunächst wieder reduziert und vorsichtig gesteigert. Eine Studie mit 15 Kurzdarmsyndrompatienten konnte zeigen, dass eine kombinierte enterale und orale Ernährungstherapie über 7 Tage die Makronährstoffabsorption im Vergleich zur ausschließlich oralen Ernährung verbesserte [6]. Wahrscheinlich ist die alleinige enterale Ernährung der oralen Ernährung hinsichtlich der Verbesserung der Absorptionskapazität in der frühen Adaptationsphase sogar überlegen [2].

Eine Supplementation mit Glutamin, Probiotika oder anderen Nahrungsergänzungsmitteln wird nicht empfohlen [2].

5.3 Postoperatives Ernährungsmanagement

Sabrina Klinner und Madeleine Aschhoff

Da Mangelernährung ein signifikantes Risiko für postoperative Komplikationen darstellt, sollte zur Vermeidung einer ausgeprägten Katabolie postoperativ frühzeitig mit einer individuellen Ernährungstherapie begonnen werden [7]. Zunächst ist in der Hypersekretionsphase in Abhängigkeit von der vorliegenden Anatomie oftmals eine parenterale Nährstoff- und Flüssigkeitssubstitution unerlässlich [8].

Um nach der Operation die Adaptationsphase einzuleiten, sollte unmittelbar eine frühenterale Ernährung begonnen und, sobald die tägliche Fördermenge des Stomas < 3000 ml beträgt, frühzeitig mit einem oralen Kostaufbau begonnen werden [8, 9]. Gestartet wird der orale Kostaufbau schrittweise mit 10 % des Gesamtenergiebedarfs über Suppen und Tee. Bei guter Verträglichkeit wird der Kostaufbau über breiige bis zu festen Lebensmitteln fortgesetzt. Prinzipiell ist zu Beginn des Kostaufbaus besonders bei Kolonanastomosen, Ileostoma und Kurzdarmsyndrom eine ballaststoffarme Speisenauswahl zu berücksichtigen, daneben sind häufige kleine Mahlzeiten zu empfehlen (6–8 Mahlzeiten täglich) [7, 8]. Im weiteren Verlauf wird die orale Zufuhr alle 3–7 Tage um jeweils 10 % gesteigert [10]. Die Gesamtkalorienzufuhr ist abhängig von der Darmresorptionsleistung sowie dem Normalgewicht [11]. Sie kann 32–35 kcal/kg Körpergewicht betragen [11].

Da MCT-Fette mizellenunabhängig resorbiert werden, können MCT-Fette gut beim Kostaufbau eingesetzt werden. Es empfiehlt sich ein Verhältnis von 50 % MCT- zu 50 % LCT-Fetten. Etwa 40 % des Gesamtenergiebedarfs kann über Fette gedeckt werden [10]. Besonders Patienten mit Kolon in Kontinuität profitieren von MCT-Fetten [2].

Auf einen hohen Konsum von Mono- und Disacchariden sollte verzichtet werden, um osmotische Diarrhö zu vermeiden [2, 10].

Beim Kostaufbau können ebenfalls ballaststoffarme Trinknahrungen eingesetzt werden [10]. Nicht empfohlen werden niedermolekulare Trinknahrungen, da es intestinal eines Angebots an intakten Proteinen bedarf, um den proteolytischen Abbau von epidermalem (*epidermal growth factor*) und transformierendem Wachstumsfaktor (*transforming growth factor*) zu verhindern und damit das Mukosawachstum zu fördern [12]. Ebenso sollte auf die Osmolarität der Trinknahrung geachtet werden, da eine zu hohe Osmolarität Diarrhö begünstigt. Durch eine Verdünnung der Trinknahrung können die Osmolarität und somit die Verträglichkeit verbessert werden [13].

Im Rahmen der oralen Flüssigkeitszufuhr wird empfohlen, Essen und Trinken getrennt voneinander einzunehmen, um die enteralen Flüssigkeitsverluste so gering wie möglich zu halten [4]. Übersteigt der Flüssigkeitsbedarf eine Trinkmenge von 2 bis 3 l, sollte eine ergänzende parenterale Hydratationstherapie evaluiert werden [14].

Ist kein oraler Kostaufbau möglich, kann Nahrung enteral über eine Sonde zugeführt werden, um die Adaptation des Restdarms zu fördern [9]. Hierzu ist zu Beginn eine Substratzufuhr von 240 bis 350 ml/d ausreichend. Die Applikation kann per Bolus, z. B. 6 × 50 ml/d, oder kontinuierlich mit 10–15 ml/h erfolgen. Die Sondenkost sollte ballaststoffarm sein und eine Osmolarität von 350 mosmol nicht überschreiten [8].

Fazit

- Nach der Operation sollte zum Einleiten der Adaptationsphase alsbald eine frühenterale Ernährung mit geringen Mengen an ballaststoffarmer und hochmolekularer Sondenkost begonnen werden.
- Der orale Kostaufbau wird eingeleitet, wenn die Stomaverluste < 3000 ml/d betragen.
- Für den Kostaufbau werden ballaststoffarme Lebensmittel, Trink- und Sondennahrungen eingesetzt.
- MCT-Fette sind für den Kostaufbau gut geeignet.
- Auf größere Mengen Mono- und Disaccharide sollte verzichtet werden, um osmotische Diarrhö zu vermeiden. ◄

Literatur

1. Roberts K, Shah ND, Parrish CR, Wall E (2023) Navigating nutrition and hydration care in the adult patient with short bowel syndrome. Nutr Clin Pract 38(Suppl 1):S59–S75. https://doi.org/10.1002/ncp.10951
2. Pironi L, Cuerda C, Jeppesen PB, Joly F, Jonkers C, Krznarić Ž, Lal S, Lamprecht G, Lichota M, Mundi MS, Schneider SM, Szczepanek K, van Gossum A, Wanten G, Wheatley C, Weimann A (2023) ESPEN guideline on chronic intestinal failure in adults – update 2023. Clin Nutr 42(10):1940–2021. https://doi.org/10.1016/j.clnu.2023.07.019
3. Cuerda C, Pironi L, Arends J, Bozzetti F, Gillanders L, Jeppesen PB, Joly F, Kelly D, Lal S, Staun M, Szczepanek K, van Gossum A, Wanten G, Schneider SM, Bischoff SC (2021) ESPEN practical guideline: clinical nutrition in chronic intestinal failure. Clin Nutr 40(9):5196–5220. https://doi.org/10.1016/j.clnu.2021.07.002
4. Lamprecht G, Pape U-F, Witte M, Pascher A (2014) S3-Leitlinie der Deutschen Gesellschaft für Ernährungsmedizin e. V. in Zusammenarbeit mit der AKE, der GESKES und der DGVS: Klinische Ernährung in der Gastroenterologie (Teil 3) – Chronisches Darmversagen. Aktuel Ernahrungsmed 39(02):e57–e71. https://doi.org/10.1055/s-0034-1369922
5. Puoti MG, Köglmeier J (2022) Nutritional Management of intestinal failure due to short bowel syndrome in children. Nutrients 15(1). https://doi.org/10.3390/nu15010062
6. Joly F, Dray X, Corcos O, Barbot L, Kapel N, Messing B (2009) Tube feeding improves intestinal absorption in short bowel syndrome patients. Gastroenterology 136(3):824–831. https://doi.org/10.1053/j.gastro.2008.10.084
7. Weimann A, Breitenstein S, Gabor S, Holland-Cunz S, Kemen M, Längle F, Martignoni M, Rayes N, Reith B, Schweinlin A, Schwenk W, Seehofer D, Senkal M, Stoppe C (2023) S3-Leitlinie Klinische Ernährung in der Chirurgie der Deutschen Gesellschaft für Ernährungsmedizin (DGEM) e. V. Aktuel Ernahrungsmed 48(04):237–290. https://doi.org/10.1055/a-2104-9792
8. Dorfschmid M, Sinik-Agan C (2017) Darmversagen – Ernährungstherapie beim Kurzdarmsyndrom. Schweiz Z Ernährungsmed (1):10–18, Band 1, 2017.
9. Hauner H, Beyer-Reiners E, Bischoff G, Breidenassel C, Ferschke M, Gebhardt A, Holzapfel C, Lambeck A, Meteling-Eeken M, Paul C, Rubin D, Schütz T, Volkert D, Wechsler J, Wolfram G, Adam O (2019) Leitfaden Ernährungstherapie in Klinik und Praxis (LEKuP). Aktuel Ernahrungsmed 44(06):384–419. https://doi.org/10.1055/a-1030-5207
10. Amasheh M, Kroesen AJ, Schulzke J-D (2007) Kurzdarmsyndrom – Welche Medikamente, welche Ernährung, welche operativen Optionen? Dtsch Med Wochenschr 132(34–35):1763–1767. https://doi.org/10.1055/s-2007-984963
11. Rubin D, Winckler K, Adam O (Hrsg) (2023) Praxishandbuch Ernährungsmedizin. Elsevier, München
12. Edler J, Eisenberger AM, Hütterer E, Pfeifer J, Hammer HF (2004) Das Kurzdarmsyndrom – Teil 3: Ernährungsmedizinische und medikamentöse Therapie. J Gastroenterol Hepatol Erkr 2(2):27–35
13. Berger S, Traub (2020) Ernährungsmedizinische Aspekte beim Kurzdarmsyndrom. Aktuel Ernahrungsmed 45(06):430–434. https://doi.org/10.1055/a-1126-4210
14. Jehle EC (2019) High-output-Stoma. Coloproctology 41(5):344–348. https://doi.org/10.1007/s00053-019-00396-x

Nährstoffe und symptombezogene Diätetik bei Kurzdarmsyndrom

6

Sabrina Klinner, Lydia Lambert, Madeleine Aschhoff, Martina Kohl-Sobania und Johannes Hilberath

Inhaltsverzeichnis

6.1 Kohlenhydrate.. 58
    6.1.1 Ballaststoffe.. 60
    6.1.2 Zuckeraustauschstoffe und Süßstoffe... 62
6.2 Eiweiß.. 64

S. Klinner (✉)
Clinical Nutrition/Ernährungsmanagement B.Sc., Diätassistentin, BA.Unternehmensgruppe, Ibbenbüren, Deutschland
e-mail: sklinner@ba-unternehmensgruppe.de

L. Lambert
Biowissenschaften M.Sc., Clinical Nutrition/Ernährungsmanagement B.Sc., Diätassistentin, BA.Unternehmensgruppe, Ibbenbüren, Deutschland
e-mail: llambert@ba-unternehmensgruppe.de

M. Aschhoff
Clinical Nutrition B.Sc., Diätassistentin, Diabetesberaterin DDG, Universitätsklinikum Münster (UKM), Abteilung für Diabetologie, Endokrinologie und Ernährungsmedizin, Medizinische Klinik B für Gastroenterologie, Hepatologie, Endokrinologie und Klinische Infektiologie, Münster, Deutschland

M. Kohl-Sobania
Klinik für Kinder- und Jugendmedizin, Universitätsklinikum Schleswig-Holstein, Lübeck, Deutschland
e-mail: Martina.Kohl-Sobania@uksh.de

J. Hilberath
Universitätsklinikum Tübingen, Klinik für Kinderheilkunde und Jugendmedizin, Pädiatrische Gastroenterologie, Hepatologie und Ernährung, Zentrum für Chronisches Darmversagen und Intestinale Rehabilitation, Tübingen, Deutschland
e-mail: Johannes.Hilberath@med.uni-tuebingen.de

© Der/die Autor(en), exklusiv lizenziert an Springer-Verlag GmbH, DE, ein Teil von Springer Nature 2025
J. Hilberath et al. (Hrsg.), *Kurzdarmsyndrom - Ernährungstherapie bei Kindern und Erwachsenen*, https://doi.org/10.1007/978-3-662-70596-4_6

6.3 Fett.. 66
    6.3.1 Mittel- und langkettige Triglyzeride.................................... 66
    6.3.2 Sättigung von Fettsäuren und Fettsäuremuster.................... 69
    6.3.3 *Fettverdauung*... 70
6.4 Mikronährstoffe.. 71
    6.4.1 *Vitamine*.. 72
    6.4.2 *Mineralstoffe*... 74
    6.4.3 Weitere Nährstoffe.. 75
6.5 Fermentierbare Oligosaccharide, Disaccharide, Monosaccharide
und Polyole (FODMAP).. 76
    6.5.1 *Kohlenhydrat(sub)typen*... 76
    6.5.2 *Phasen der FODMAP-armen Ernährung*........................ 77
6.6 Orale Rehydratation... 79
6.7 Ernährungsempfehlungen bei intestinalem Stoma und Diarrhö.............. 81
6.8 Oxalat und Nierensteine... 83
6.9 D-Laktatazidose... 85
6.10 Metabolische Azidose und Alkalose... 87
6.11 Nahrungsmittelallergien bei Kindern mit Kurzdarmsyndrom................ 87
Literatur.. 88

6.1 Kohlenhydrate

Sabrina Klinner

Kohlenhydrate stellen für Patienten mit Kurzdarmsyndrom die wichtigste Energiequelle dar [1]. Oral oder enteral aufgenommene Kohlenhydrate werden durch die pankreatische Alpha-Amylase und Disaccharidasen, die sich in den Mikrovilli der Dünndarmschleimhaut befinden, zu Monosacchariden abgebaut, da Kohlenhydrate nur in Form von Monosacchariden (Glukose, Fruktose, Galaktose) von den Enterozyten resorbiert werden können. Die Kohlenhydratverdauung findet überwiegend im Duodenum und Jejunum statt [2]. Empfehlungen für die Kohlenhydratzufuhr hinsichtlich Art und Menge richten sich nach den anatomischen und funktionellen Bedingungen [3].

Mono- (Ein-) und Disaccharide (Zweifachzucker)
Mit der Nahrung werden als Monosaccharide Fruktose und Glukose und als Disaccharide Laktose (Glukose + Galaktose), Maltose (Glukose + Glukose) und Saccharose (Glukose + Fruktose) konsumiert. Da Mono- und Disaccharide osmotisch wirksam sind, sollte bei der Zusammensetzung der Speisen und Mahlzeiten berücksichtigt werden, dass eine zu hohe Zufuhr zu vermehrten Diarrhö, bakterieller Fehlbesiedelung und einem erhöhten Risiko für eine D-Laktatazidose führen kann [1, 3].

Laktoseintoleranz bzw. -malabsorption
Laktose ist ein Disaccharid, das aus einem Molekül Glukose und einem Molekül Galaktose besteht. Laktose wird im Jejunum durch Laktase hydrolysiert, und Glukose und Galaktose werden als Monosaccharide resorbiert. Die enzymatische

Kapazität ist auch bei gesunden Menschen begrenzt, sodass in großen Mengen konsumierte Laktose zu Diarrhö führen kann. Gerade für Säuglinge ist Laktose als einziges Nahrungskohlenhydrat essenziell für die Ausbildung des Mikrobioms [4].

Bei einer Laktoseintoleranz ist der enzymatische Abbau der Laktose nicht vollständig möglich. Eine sekundäre Laktoseintoleranz (auch sekundärer Laktasemangel genannt) kann die Folge einer primären Grunderkrankung, z. B. eines Kurzdarmsyndroms mit Resektion des proximalen Jejunums, oder von Entzündungen der Dünndarmschleimhaut wie Gastroenteritis und chronisch entzündlichen Darmerkrankungen sein [5, 6]. Im Kontext des Kurzdarmsyndroms gehören dazu auch Schleimhautentzündungen durch eine bakterielle Fehlbesiedelung des Dünndarms [7].

Laktosemalabsorption ist ein häufig auftretendes Problem bei Patienten mit Kurzdarmsyndrom. Dabei gelangt ein Teil der aufgenommenen Laktose als intaktes Disaccharid in tiefere Darmabschnitte [5]. Dort wird sie bakteriell metabolisiert, wodurch es zu einem vermehrten Wassereinstrom in das Kolonlumen kommt und Diarrhö resultieren [8]. Eine laktosereduzierte Ernährung ist deshalb insbesondere beim Kolon in Kontinuität sinnvoll. Ist das Kolon reseziert oder ist ein Dünndarmstoma vorhanden, ist gemäß Literatur keine Begrenzung der Laktosezufuhr notwendig [9].

In der Praxis muss bei Beschwerden eine Reduktion der Laktosezufuhr in Betracht gezogen werden. Da Milch und Milchprodukte wertvolle Kalziumlieferanten sind, kann hier auf laktosefreie Milchprodukte bzw. angereicherte pflanzliche Alternativen zurückgegriffen werden. Bei mit Muttermilch ernährten Säuglingen überwiegen die Vorteile der Muttermilch für die intestinale Adaptation: Eine potenzielle Laktosemalabsorption sollte keinen Grund darstellen, einen eigentlich gestillten Säugling mit Kurzdarmsyndrom auf eine laktosereduzierte Formulanahrung umzustellen.

Polysaccharide (Mehrfachzucker, komplexe Kohlenhydrate)
Das für die Ernährung relevante Polysaccharid Stärke besteht, ebenso wie das körpereigene Glykogen, ausschließlich aus Glukose als Monomer. Zellulose und resistente Stärke sind ebenfalls Glukosepolymere, können aber vom menschlichen Gastrointestinaltrakt nicht aufgespalten werden. Sie zählen wie das komplexe Kohlenhydrat Pektin zu den Ballaststoffen. Maltodextrin kommt in der Natur nicht vor, sondern wird durch Hydrolyse von Stärke hergestellt. Dabei entsteht ein Gemisch aus Glukosemonomeren, -dimeren, -oligomeren und -polymeren.

Komplexe Kohlenhydrate, die aufgrund der verkürzten Dünndarmpassage nicht abgebaut und resorbiert werden konnten, gelangen in das Kolon und werden dort bakteriell u. a. zu kurzkettigen Fettsäuren metabolisiert, die beim Kurzdarmsyndrom zu einer verbesserten Energiebilanz beitragen [5]. Daher kann bei erhaltenem Kolon eine orale/enterale Kohlenhydratzufuhr von ca. 60 % der Gesamtenergiezufuhr empfohlen werden [10]. Zudem reduzieren komplexe Kohlenhydrate neben Fetten und Proteinen die Osmolarität der Ingesta, wodurch Diarrhö und abdominelle Beschwerden verringert werden [11].

> **Fazit**
>
> 1. Monosaccharide und Disaccharide sind osmotisch wirksam und können Diarrhö, Meteorismus und Bauchschmerzen verursachen und die Entwicklung einer D-Laktatazidose begünstigen.
> 2. Eine laktosearme Kost wird beim Kurzdarmsyndrom nur bei Resektion des proximalen Jejunums und in Kontinuität stehendem Kolon oder Intoleranz empfohlen.
> 3. Durch komplexe Kohlenhydrate können die Energiebilanz verbessert und Diarrhö reduziert werden. ◄

6.1.1 Ballaststoffe

Hinlänglich bekannt sind Ballaststoffe als gesundheitsfördernde und gesunderhaltende Nährstoffe. Eine erhöhte Ballaststoffzufuhr wird mit der Reduktion von kardiovaskulären Erkrankungen und mit weniger Übergewicht assoziiert. Eine bedeutende Rolle spielen Ballaststoffe vor allem in der Darmgesundheit [12]. Neben Effekten auf die Transitzeit und das Stuhlvolumen sind auch Einflüsse auf das intestinale Mikrobiom zu beobachten.

Ballaststoffe sind überwiegend nicht enzymatisch abbaubare hochmolekulare Kohlenhydrate, mit Ausnahme der Holzstoffe Lignin und Cutin, die nicht als Kohlenhydrate gewertet werden [13, 14]. Ballaststoffe können in wasserunlösliche und wasserlösliche, teils fermentierbare Ballaststoffe eingeteilt werden (Tab. 6.1). Wasserunlösliche Ballaststoffe bestehen überwiegend aus Zellulose sowie Hemizellulose und werden bakteriell nur in geringen Mengen fermentiert [15]. Sie haben ein hohes Wasserbindungspotenzial, wodurch das Stuhlvolumen erhöht und die Transitzeit reduziert wird. Dadurch sind sie für Patienten mit Kurzdarmsyndrom nur bedingt geeignet.

Tab. 6.1 Vorkommen löslicher und unlöslicher Ballaststoffe

	Lösliche Ballaststoffe	Unlösliche Ballaststoffe
Klassifizierung	Hemizellulose, Inulin, Pektin, Beta-Glucan, Psyllium, Guar	Hemizellulose, resistente Stärke, Zellulose, Lignin, Cutin
Vorkommen	– *Hemizellulose:* Weizenkleie, Flohsamenschalen – *Inulin:* Chicorée, Pastinake, Artischocke, Schwarzwurzel, Topinambur – *Pektin:* Apfel, Quitte, Aprikose, Kirschen, Möhren, Banane, Heidelbeere – *Beta-Glucan:* Gerste- und Haferkörner bzw. Flocken, Backhefe – *Psyllium und Guar:* Flohsamenschalen, Guarbohne	– *Hemizellulose:* Weizenkleie, Flohsamenschalen – *Resistente Stärke:* Hülsenfrüchte, kalte Kartoffeln, Mais und Reis – *Zellulose:* Getreidevollkornmehl, Weizenkleie, Haferkleie – *Lignin:* Weizen-, Roggen-, Gerstenkörner, Haferflocken

Tab. 6.2 Klassifizierung und Eigenschaften der Ballaststoffe - geringes Potential + hohes Potential je mehr „+" desto größer das Potential [14, 16]

Ballaststoff	Löslichkeit	Quellfähigkeit	Viskosität und Gelbildung	Fermentierbarkeit
Zellulose	Nein	(+)	–	10–30 %
Resistente Stärke	Nein	+	(+)	Etwa 100 %
Lignin	Nein	–	–	–
Cutin	Nein	–	–	–
Hemizellulose	Ja/nein (je 50 %)	++	+	50–70 %
Inulin	Ja	+	++	100 %
Pektin	Ja	+++	+++	Etwa 100 %
Beta-Glucan	Ja	++++	+++	Etwa 100 %
Guar	Ja	++++	+++	Etwa 100 %
Psyllium	Ja	+	++	100 %

Wasserlösliche Ballaststoffe werden von den Anaerobiern des Kolons fermentiert (Tab. 6.2). Dabei werden kurzkettige Fettsäuren synthetisiert, die im Kolon resorbiert werden [15]. Da einige Ballaststoffe fermentiert werden, wird deren Energiegehalt mit 2 kcal je Gramm Ballaststoff angegeben. Außerdem haben wasserlösliche Ballaststoffe gelbildende oder viskose Eigenschaften, die sich positiv auf die Stuhlkonsistenz auswirken und die intestinale Transitzeit verlängern (Tab. 6.2) [14].

Charakteristisch für das Kurzdarmsyndrom ist die verkürzte Transitzeit und die damit verbundenen Nährstoff- und Flüssigkeitsverluste [17]. Lösliche Ballaststoffe tragen dazu bei, die intestinale Transitzeit zu verlängern und die Flüssigkeitsresorption zu verbessern [18]. Zur Verlängerung der Transitzeit kann die Darmmotilität auch medikamentös gedrosselt werden. Lösliche Ballaststoffe können die Wirkung von Motilitätshemmern unterstützen [17].

Gelangen lösliche Ballaststoffe, Stärke oder resistente Stärke ins Kolon, werden diese von Darmbakterien metabolisiert. Bei der Fermentation entstehen kurzkettige Fettsäuren, vorrangig Propionat, Butyrat und Azetat. Butyrat steht den Epithelzellen des Kolons als Energiequelle zur Verfügung. Propionat und Azetat werden resorbiert und sind somit bedeutsam für die Energieversorgung bei Patienten mit intaktem Kolon. Überdies ist die Resorption von Natrium und Wasser im Kolon an die Resorption kurzkettiger Fettsäuren gekoppelt, sodass sich die Stuhlkonsistenz weiter verbessern kann. Das Kolon stellt bei Patienten mit Kurzdarmsyndrom eine wesentliche Komponente nicht nur für die Flüssigkeitsresorption, sondern auch für die enterale Energiezufuhr dar [15, 19, 20].

In der Therapie des Kurzdarmsyndroms gibt es bisher keine einheitlichen Empfehlungen für den Einsatz von Ballaststoffen. Aus einer Umfrage von Harvie et al., bei der 94 Personen aus medizinischen Berufen (hauptsächlich Ernährungsfachkräfte) befragt wurden, geht hervor, dass Pektin von 62,8 % der Befragten favorisiert wird, um das Stuhlvolumen und die Stuhlkonsistenz bei Kindern mit Kurzdarmsyndrom zu optimieren [17]. Eingeschlossen war hierbei das Zuführen von pektinreichen natürlichen Lebensmitteln wie grünen Bohnen, Süßkartoffeln oder Bananen, die als Babynahrung gereicht wurden. Weitere Ballaststoffe, die zur Verbesserung der Stuhlkonsistenz und des Stuhlvolumens genutzt wurden, waren Weizenstärke (35,1 %) und Guar (14,9 %) [17]. 53,4 % der Befragten gaben an, keine Therapie mit Ballaststoffen bei Frühgeborenen durchzuführen. Bei den meisten Befragten wurde die Therapie nicht weitergeführt, wenn nach 2 Wochen keine Verbesserung von Stuhlkonsistenz oder -volumen zu verzeichnen war oder wenn gastrointestinale Beschwerden auftraten. Die Verträglichkeit variierte von Ballaststoff zu Ballaststoff [17].

Aufgrund der viskösen und gelbildenden Eigenschaften löslicher Ballaststoffe sind diese Teil der diätetischen Therapie bei Diarrhö. Dieser Nutzen wurde in Fallstudien bei Kindern mit Kurzdarmsyndrom beschrieben [19]. Ebenso profitieren Ileostomiepatienten von den Eigenschaften löslicher Ballaststoffe: So ließen sich die Stomaverluste und damit die Lebensqualität und die Therapiekosten durch den Einsatz von z. B. Plantago psyllium (Flohsamen) positiv beeinflussen [21].

▶ **Praxistipp** Lösliche Ballaststoffe (z. B. Flohsamenschalen, Pektin, Inulin) können beim Kurzdarmsyndrom eingesetzt werden, um das Stuhlvolumen zu reduzieren und die Wasser- und Natriumresorption zu verbessern. Auf unlösliche Ballaststoffe (Zellulose, Liginin und Cutin) sollte verzichtet werden, da diese die Transitzeit verkürzen und das Stuhlvolumen erhöhen.

6.1.2 Zuckeraustauschstoffe und Süßstoffe

Zu den Süßungsmitteln gehören Süßstoffe und Zuckeraustauschstoffe. Sie werden oftmals energiereduzierten oder zuckerfreien Lebensmitteln industriell zugesetzt, müssen aber in der Zutatenliste deklariert werden. Süßungsmittel sind nicht kariogen und enthalten keine bzw. weniger Kalorien als Zucker [22].

In der Europäischen Union (EU) sind 12 Süßstoffe und 8 Zuckeraustauschstoffe zugelassen (Tab. 6.3).

Manche Süßstoffe geraten immer wieder in die Diskussion, gesundheitsschädlich zu sein [23]. Auch Aspartam, vereinzelt als möglicherweise kanzerogen klassifiziert, wird bei Verwendung innerhalb der täglich erlaubten Expositionsmengen als sicher eingestuft [24]. In Tierversuchen gewonnene Erkenntnisse geben Hinweise darauf, dass sich Süßstoffe auf die Zusammensetzung des Mikrobioms auswirken können [25]. Ebenso könnten sich Süßstoffe indirekt auf die Darmmotilität auswirken, indem die Produktion der intestinalen Hormone Glucagon-like Peptide-1 (GLP-1), glukoseabhängiges insulinotropes Peptid (GIP), Peptid YY (PYY) und

Tab. 6.3 Übersicht der in der EU zugelassenen Süß- und Zuckeraustauschstoffe

Süßstoffe	Zuckeraustauschstoffe
Acesulfam K (E 950)	Sorbit (E 420)
Aspartam (E 951)	Mannit (E 421)
Cyclamat (E 952)	Isomalt (E 953)
Saccharin (E 954)	Maltit (E 965)
Sucralose (E 955)	Lactit (E 966)
Thaumatin (E 957)	Xylit (E 967)
Neohesperidin DC (E 959)	Erythrit (E 968)
Steviolglycoside aus Stevia (E 960a)	Polyglycitolsirup (E 964)
enzymatisch hergestellte Steviolglycoside (E 960c)	
Neotam (E 961)	
Aspartam-Acesulfam-Salz (E 962)	
Advantam (E 969)	

Cholezystokinin (CCK) gesteigert wird [25]. Diese führen u. a. zu einer verzögerten Magenentleerung sowie einer verlangsamten Darmpassage. Dieser Effekt ist am besten bei Sucralose untersucht [25]. Mendoza-Martínez et al. haben in einer randomisierten kontrollierten Studie zeigen können, dass sich eine süßstofffreie Ernährungsweise positiv auf gastrointestinale Beschwerden auswirken kann. Eine süßstoffhaltige Ernährung wiederum hat in der Kontrollgruppe gastrointestinale Symptome wie Diarrhö, Obstipation und abdominelle Schmerzen begünstigt [26].

Von noch ungeklärter Bedeutung für Patienten mit Kurzdarmsyndrom und zentralvenösem Katheter sind kürzlich publizierte Hinweise auf einen Zusammenhang von Erythritkonsum und einer erhöhten Blutplättchenaktivität mit potenziell konsekutiv erhöhtem Thromboserisiko [27].

Zuckeraustauschstoffe haben im Durchschnitt einen Energiegehalt von etwa 2 kcal/g und werden anstelle von Zucker in energiereduzierten Lebensmitteln und Getränken zugesetzt. Da Zuckeraustauschstoffe in größeren Mengen zu Diarrhö und Meteorismus führen können, ist auf diesen Lebensmitteln der Warnhinweis „kann bei übermäßigem Verzehr abführend wirken" zu finden [23].

▶ **Praxistipp** Idealerweise decken Mineralwasser und isotonische Getränke den Flüssigkeitsbedarf der Patienten. Sobald Kindergeburtstage oder auch Mittagsschule mit Selbstverpflegung zunehmend den Alltag begleiten, werden auch Süßgetränke präsenter. In diesem Fall können Getränke mit Süßstoffen eine Alternative darstellen: Es wird jedoch empfohlen, das Durstgefühl nicht mit süßstoffhaltigen Getränken zu löschen, sondern diese wie eine Art Süßigkeit zu handhaben.

6.2 Eiweiß

Lydia Lambert

Proteine sind aus Aminosäuren aufgebaut. Diese werden in nicht-essenzielle, essenzielle und semiessenzielle Aminosäuren eingeteilt. Die essenziellen Aminosäuren können nicht vom menschlichen Körper synthetisiert und müssen daher über die Nahrung (oral, enteral oder parenteral) zugeführt werden [28].

Im Gegensatz dazu können nicht-essenzielle Aminosäuren aus anderen Aminosäuren oder deren Vorstufen synthetisiert werden. Einige Aminosäuren werden zudem als semiessenziell eingestuft. Diese können zwar aus anderen Aminosäuren synthetisiert werden, jedoch kann ihre Synthese unter bestimmten Voraussetzungen eingeschränkt sein [28].

Der tatsächliche Aminosäurebedarf wird vor allem durch die Rate der Nettoproteinsynthese bestimmt, die von der Verfügbarkeit der limitierenden Aminosäuren abhängt. Darüber hinaus gibt es Unterschiede in der Aufnahme und Verwertung bestimmter Aminosäuren im Darm bei Menschen unterschiedlicher Altersgruppen [28].

Der Proteinbedarf variiert in Abhängigkeit davon, ob eine Mangelernährung, ein postoperativer Zustand oder bestimmte Nährstoffverluste vorliegen oder sich ein Kind im Wachstum befindet [29]. Der Verzehr von Proteinen mit einer hohen biologischen Wertigkeit (s. Exkurs: Biologische Wertigkeit) ist nötig, um die optimale Aufnahme aller essenziellen Aminosäuren zu ermöglichen. Dies ist die Voraussetzung dafür, dass das Stickstoffgleichgewicht erreicht werden kann [30].

Nahrungsproteine werden entweder direkt in Aminosäuren aufgespalten und absorbiert oder sie werden zu Polypeptiden verdaut. Diese Polypeptide werden zunächst in den Enterozyten absorbiert, bevor sie zu Aminosäuren hydrolysiert werden. Es wurden diätetische Proteinhydrolysate entwickelt, die beide Absorptionswege optimieren [31]. Bei Vorliegen eines Kurzdarmsyndroms ist die Proteinabsorption in der Regel am wenigsten beeinträchtigt. Daher ist die Verwendung von elementarem Eiweiß (Peptide und Aminosäuren) nicht sinnvoll, und der Proteinbedarf des Patienten sollte durch Vollwertkost gedeckt werden [29].

Liegt ein Kurzdarmsyndrom bei Neugeborenen und Säuglingen vor, sollte so lange wie möglich Muttermilch gegeben werden. Diese enthält intakte Proteine sowie das aus immunologischer Sicht wichtige Immunglobulin A. Des Weiteren sind in der Muttermilch auch intestinal wirksame Wachstumshormone enthalten, die die Adaptation stimulieren.

Sollte keine Muttermilch verfügbar sein und zudem eine normale polymere Formulanahrung zu Unverträglichkeiten beim Neugeborenen führen, dann können Formulanahrungen mit unterschiedlichem Hydrolysegrad eingesetzt werden [32]. Dazu zählen Oligopeptidnahrungen, extensiv hydrolysierte Nahrungen und Aminosäurenahrungen. Aminosäurenahrungen und Hydrolysate gelten zwar grundsätzlich als leichter resorbierbar, jedoch wurde nachgewiesen, dass sich bei hydrolysierten Formulanahrungen gegenüber polymeren Nahrungen keine Vorteile bezüglich der Nettoenergieaufnahme bei Kindern mit Kurzdarmsyndrom zeigten [31]. Des Weiteren existieren nach heutigem Kenntnisstand keine Belege dafür, dass hydrolysiertes Protein besser verträglich ist als Vollproteinformeln [32]. Die aminosäurebasierten Nahrungen wirken weniger adaptationsfördernd und können aufgrund ihrer höheren Osmolarität zu Diarrhö führen, weshalb sie nur bei Nahrungsmittelallergien zum Einsatz kommen sollten [3].

Die am häufigsten vorkommende, nicht-essenzielle Aminosäure ist Glutamin. Diese wird hauptsächlich in Muskeln produziert und ist unter normalen Umständen ein wichtiger Bestandteil vieler physiologischer und biologischer Prozesse [33]. Es ist der Hauptenergielieferant für Enterozyten und soll die Schleimhauthyperplasie verstärken [34]. Eine Glutaminsupplementierung bei Säuglingen mit gastrointestinalen Erkrankungen zeigte jedoch keine Veränderung der Abhängigkeit von parenteraler Ernährung, der Lebensmittelverträglichkeit und der Barrierefunktion [6, 33].

Durch die Kombination von mit Glutamin angereicherten Diäten sowie verschiedenen Hormonen und Wachstumsfaktoren kann die intestinale Absorptionskapazität verbessert werden [33]. Angesichts der teils unklaren Studienergebnisse (z. B. bei Frühgeborenen) und der noch unzureichenden Datenlage bezüglich anderer Erkrankungen im Kindesalter wird die routinemäßige Anwendung von zusätzlichem Glutamin jedoch nicht empfohlen.

Momentan existieren keine spezifischen Empfehlungen bezüglich der Menge oder der Art der Proteine in fester Nahrung für Säuglinge mit Kurzdarmsyndrom. Allgemein werden intakte Proteine bevorzugt, um eine bessere Unterstützung bei der Stimulation von Verdauungsprozessen und der Adaptation im Darm zu gewährleisten [34].

Exkurs: Biologische Wertigkeit
Derzeit wird keiner bestimmten Proteinquelle eine klare Überlegenheit hinsichtlich der Förderung der muskulären Proteinbiosynthese zugeschrieben [35, 36]. Aus diesem Grund wird empfohlen, verschiedene Proteinquellen in den Speiseplan zu integrieren, was durch eine abwechslungsreiche und ausgewogene Ernährung am besten gewährleistet werden kann. Zudem gibt es keine Belege dafür, dass tierische Proteine pflanzlichen überlegen sind [35, 37].

Für den menschlichen Organismus haben Lebensmittel mit einem Aminosäuremuster, das dem des Menschen ähnelt, eine hohe Proteinqualität, da diese Aminosäuren besonders gut in körpereigene Proteine umgewandelt werden können. Durch das richtige Kombinieren verschiedener Lebensmittel lässt sich die Proteinqualität weiter steigern [35].

Pflanzliche und tierische Proteinquellen können sich gegenseitig ergänzen, und auch rein pflanzliche Kombinationen können die Proteinqualität steigern, sodass sie tierischen Proteinen nicht unterlegen sind. Die biologische Wertigkeit dient dabei als Maßstab zur Beurteilung der Proteinqualität. Als Referenz wird dabei Eiprotein mit einer Wertigkeit von 100 % herangezogen, um die anderen Lebensmittel hierarchisch einzustufen. Es besteht ein positiver Zusammenhang zwischen biologischer Wertigkeit und Proteinqualität. Durch die Kombination pflanzlicher und tierischer Lebensmittel kann die Proteinqualität sogar über den Referenzwert von 100 % hinaus gesteigert werden [35].

Verschiedene Kombinationen wie Hühnerei und Soja und Hühnerei und Milch erreichen eine biologische Wertigkeit von jeweils 122 %. Die Kombinationen Reis und Hefe sowie Hühnerei und Weizen erreichen jeweils 118 % und die Kombination von Rindfleisch und Kartoffeln erreicht eine biologische Wertigkeit von 114 % [10]. Auch rein pflanzliche Kombinationen können hohe Werte erzielen: So kommen etwa Soja und Reis auf eine biologische Wertigkeit von 111 %, Kartoffeln und Soja auf 103 % sowie Bohnen und Mais auf 101 % [35].

6.3 Fett

Sabrina Klinner

6.3.1 Mittel- und langkettige Triglyzeride

Mittelkettige Triglyzeride (MCT) sind gesättigte Fettsäuren mit einer Kettenlänge von 6–10 bzw. 12 Kohlenstoffatomen. Im Gegensatz zu langkettigen Triglyzeriden (LCT) sind MCT wasserlöslich und können unabhängig von Lipaseaktivität und Mizellenbildung resorbiert werden. Treten Steatorrhoe oder chologene Diarrhö auf, können LCT- gegen MCT-Fette ausgetauscht werden. Praktisch umzusetzen ist dies durch eine Reduktion von Lebensmitteln mit einem hohen Anteil an verstecktem Fett und den Austausch von herkömmlichen Streich- und Kochfetten gegen MCT-Margarine und -Öl [38]. Natürliche MCT-Lieferanten stellen Kokos- und Palmkernfett dar [4]. Die Einführung von MCT-haltigen Produkten sollte stufenweise erfolgen, um die Verträglichkeit zu steigern, da es durch die schnelle Hydrolyse im Darm zu osmotischen Diarrhö, abdominellen Schmerzen und Blähungen kommen kann [39].

Der zelluläre Metabolismus zwischen MCT- und LCT-Fetten unterscheidet sich. LCT werden carnitinabhängig in die Mitochondrien eingeschleust. MCT passieren die Mitochondrienmembran hingegen carnitinunabhängig und werden in den Mitochondrien über die Beta-Oxidation zu Azetyl-Coenzym A abgebaut und entweder dem Citratzyklus zugeführt oder dienen der Ketonkörperbildung [40]. Werden MCT-Fette in hohen Mengen, z. B. über eine parenterale Ernährung, zugeführt, kann eine Ketoazidose hervorgerufen werden [41].

Formulanahrungen, die zur enteralen Ernährung bei Kurzdarmsyndrom eingesetzt werden, enthalten sowohl LCT, die die Adaptation fördern, als auch MCT, die aufgrund oben genannter Eigenschaften leichter resorbiert werden. Ist das terminale Ileum reseziert, sollten Formulanahrungen mit einem höheren Anteil an MCT eingesetzt werden, da hier die Gallensäurerückresorption unterbrochen ist und MCT unabhängig von der biliären Emulgierung von der Dünndarmschleimhaut resorbiert werden können [42]. Allerdings enthalten diese Formulanahrungen häufig stark hydrolysierte Proteine mit den zuvor genannten Nachteilen.

Von der Food and Drug Administration (FDA) wurden MCT im Jahr 1994 als unbedenkliche(r) Lebensmittelzutat bzw. Zusatzstoff eingestuft und haben den GRAS-Status (GRAS = *generally recognised as safe*) erhalten [43]. Werden MCT langfristig zur Energieversorgung eingesetzt, muss die Zufuhr an essenziellen Fettsäuren und fettlöslichen Vitaminen sichergestellt werden. Weil nicht alle MCT-Produkte mit essenziellen Fettsäuren angereichert sind, kann ergänzend z. B. Walnuss- oder Distelöl verwendet werden. MCT haben einen niedrigeren Energiegehalt gegenüber LCT (8,3 kcal versus 9,3 kcal) [38]. Da MCT die Thermogenese steigern und den Ruheenergieverbrauch erhöhen, ist beim Einsatz von MCT bei gleicher Energieaufnahme mit einer geringeren Gewichtszunahme zu rechnen als bei der Gabe von LCT [39].

Kurz- und mittelkettige Fettsäuren können im Kolon resorbiert werden, sodass Patienten mit Kurzdarmsyndrom und Kolon in Kontinuität besonders von dem Einsatz von MCT profitieren, da durch die verbesserte Energieversorgung eine Steigerung des Körpergewichts erzielt werden kann.

> **Fazit**
>
> Generell gilt: Zunächst sollte bei der Fettzusammensetzung bei Kindern mit Kurzdarmsyndrom ein ausgewogenes Verhältnis von LCT zu MCT angestrebt werden. Aufgrund der hohen osmotischen Wirksamkeit, den fehlenden essenziellen Fettsäuren und der durch die MCT geförderten Magenentleerung (schnellere Transitzeit) ist von einer generell gesteigerten Zufuhr von MCT abzusehen [3]. ◄

Es bestehen folgende Vor- und Nachteile beim Einsatz von MCT bei Kurzdarmsyndrom:

- Die Hydrolyse von MCT erfolgt durch Magenlipase, teilweise werden sie bereits im Magen resorbiert.
- Die Resorption erfolgt ohne Lipolyse, deshalb werden MCT auch bei mangelnder Pankreaslipase aufgenommen.
- MCT werden schneller aufgenommen als LCT und auch bei schneller Transitzeit gut resorbiert.
- MCT werden mizellenunabhängig aufgenommen.

- Durch MCT wird die Gallenblasenkontraktion weniger stimuliert, was sich positiv auf die Gallensäurekonzentration im Darm und somit auf chologene Diarrhö auswirken kann.
- MCT können im Kolon resorbiert werden und dienen als Substrat für die Kolonmukosa.
- Dosisabhängig können MCT Diarrhö, Meteorismus und Bauchschmerzen verursachen.

▶ **Praxistipps** Dosierung für Kinder:
- Einsatz von sowohl MCT-Ölen und -Margarinen als auch Fettemulsionen möglich.
- Langsames Einschleichen unter Berücksichtigung gastrointestinaler Symptome sinnvoll, zu Beginn z. B. bei Säuglingen 5–6 × täglich 0,5–1 ml vor bzw. zu der Mahlzeit, bei Kindern und Jugendlichen 5–6 × täglich 1–2 ml.
- Steigerung unter Berücksichtigung gastrointestinaler Symptome (z. B. Stuhlfrequenz und -konsistenz) alle 1–3 Tage möglich.
- Bei formulaernährten Säuglingen MCT-Gehalt der Formula beachten – MCT-Gehalt von bis zu 60 % erhältlich.
- Steigerung als auch Gesamtmenge sind sehr individuell und müssen an Alter, Ernährungszustand, Verträglichkeit sowie die vorliegende Anatomie angepasst werden.

Dosierung für Erwachsene:

- Zu Therapiebeginn sollte die tägliche Aufnahme von 20 g MCT-Fetten nicht überschritten werden.
- Möglich ist eine tägliche Dosissteigerung von 10 g MCT-Fetten.
- Individuelle Anpassung der Gesamtfettzufuhr.

Koch- und küchentechnische Hinweise:

- MCT-Fette sind bei Zimmertemperatur flüssig und härten im Kühlschrank aus [43].
- Zum Braten, Grillen oder Dünsten sind MCT-Fette nicht geeignet.
- MCT-Fette sind geschmacksneutral, jedoch führt längeres Warmhalten oder Wiedererwärmen von Speisen, die mit MCT-Fetten zubereitet wurden, zu einer Geschmacksveränderung (bitterer Geschmack) [43].

6.3.2 Sättigung von Fettsäuren und Fettsäuremuster

Langkettige Fettsäuren (LCT) weisen eine Kettenlänge von 14 bis 24 Kohlenstoffatomen auf und sind im Gegensatz zu MCT aufgrund ihres hohen hydrophoben Anteils wasserunlöslich. Natürliche Fettsäuren mit 16 und 18 Kohlenstoffatomen kommen dabei am häufigsten vor [4].

LCT unterscheiden sich in ihrer Sättigung. Gesättigte Fettsäuren weisen in ihrer Struktur keine Doppelbindungen auf, d. h., jedes Kohlenstoffatom ist mit Wasserstoffatomen „gesättigt". Diese Fettsäuren zeigen nur eine geringe Reaktionsfreudigkeit. Ungesättigte Fettsäuren lassen sich in einfach und mehrfach ungesättigte Fettsäuren unterteilen. Einfach ungesättigte Fettsäuren enthalten eine Doppelbindung, während mehrfach ungesättigte Fettsäuren mehrere Doppelbindungen enthalten. Den essenziellen mehrfach ungesättigten Fettsäuren Linol- und Linolensäure kommt eine besondere Bedeutung zu, da sie nicht endogen synthetisiert werden können [4].

Fettsäuren liegen in natürlichen Lebensmitteln nicht isoliert, sondern an Glyzerin gebunden als Triglyzeride vor. Fette, die in natürlichen Lebensmitteln enthalten sind, weisen sowohl gesättigte als auch ungesättigte Fettsäuren in unterschiedlichen Anteilen auf (Tab. 6.4). Des Weiteren sind Nahrungsfette eine wichtige Quelle für die fettlöslichen Vitamine A, D, E und K sowie für essenzielle Fettsäuren. Für die ernährungsphysiologische Bewertung ist das individuelle Fettsäuremuster entscheidend [44–46].

Transfettsäuren haben eine eindeutig negative gesundheitliche Bewertung, da der erhöhte Konsum von Transfettsäuren zu erhöhten LDL- (*low-density lipoprotein*) und reduzierten HDL-Cholesterinkonzentrationen (HDL = *high-density lipoprotein*) führt, wodurch sich das Risiko für Fettstoffwechselstörungen und koronare Herzkrankheiten erhöht [46].

Eine hohe Zufuhr an gesättigten Fettsäuren korreliert mit einer erhöhten Konzentration an Gesamt- und LDL-Cholesterin [46]. Der regelmäßige Konsum von Omega-3-Fettsäuren soll hingegen das Risiko für Herz-Kreislauf-Erkrankungen

Tab. 6.4 Einteilung der Fettsäuren und ihr Vorkommen in natürlichen Lebensmitteln

Sättigung der Fettsäure	Vorkommen in natürlichen Lebensmitteln
Gesättigte Fettsäuren	Butter, Wurst, Fleisch, Fertigprodukte, Rindertalg, Schweine- und Geflügelschmalz
Transfettsäuren	Milch- und Fleischprodukte (natürliche Transfettsäuren); industriell gehärtete Fette in Backwaren, Fast Food, Keksen, Snacks, frittierten Speisen
Einfach ungesättigte Fettsäuren	Olivenöl, Rapsöl, Haselnüsse, Macadamianüsse, Mandeln, Avocado
Mehrfach ungesättigte Fettsäuren	Pflanzenmargarine, Sonnenblumenöl, Walnüsse
Essenzielle Fettsäuren	– Omega-6-Fettsäuren: Distel-, Soja-, Sonnenblumenöl – Omega-3-Fettsäuren: Raps-, Lein-, Walnussöl, Walnüsse, Leinsamen, Makrele, Hering, Lachs, Thunfisch

senken [44]. Hierbei ist zu beachten, dass ein ausgewogenes Verhältnis von Linolsäure (Omega-6-Fettsäure) zu Alpha-Linolensäure (Omega-3-Fettsäure) angestrebt wird, um die gesundheitsfördernden Effekte der Omega-3-Fettsäuren zu ermöglichen [46]. Als optimal gilt bei der Verteilung von Omega-6-Fettsäuren : Omega-3-Fettsäuren ein Verhältnis von 5:1 (s. Exkurs: Omega-6- und Omega-3-Fettsäuren) [44].

> **Exkurs: Omega-6- und Omega-3-Fettsäuren**
> Der Abbau von Omega-6- und Omega-3-Fettsäuren erfolgt über dasselbe enzymatische System. Die dabei gebildeten Eicosanoide beeinflussen u. a. Entzündungs- und Immunreaktionen und wirken teilweise antagonistisch.
>
> Der Abbau von Omega-6-Fettsäuren über Linolsäure zu Arachidonsäure fördert die Synthese entzündungsfördernder Mediatoren, wohingegen der Abbau von Omega-3-Fettsäuren zu Eicosapentaensäure die Synthese entzündungshemmender Eicosanoide fördert. Da Linolsäure wiederum den Abbau von Linolensäure zu Eicosapentaensäure hemmt, wird bei der Zufuhr über die Nahrung ein Verhältnis von 5:1 empfohlen [45].

6.3.3 Fettverdauung

Die Verdauung der Fette erfolgt enzymatisch durch Lipasen, die sich in Speichel, Magen, Pankreassekret und auch Muttermilch befinden. Die dabei freigesetzten Abbauprodukte verbinden sich in Anwesenheit von Gallensalzen im Darmlumen zu Mizellen. Diese sind die Voraussetzung zur Resorption fettlöslicher Substanzen in einer wässrigen Umgebung. Die physiologische Fettabsorption ist im Jejunum abgeschlossen [47].

Steatorrhoe beim Kurzdarmsyndrom entsteht sowohl durch die verringerte intestinale Resorptionsfläche als auch durch einen Mangel an Gallensäuren, die bei reseziertem distalem Ileum dem enterohepatischen Kreislauf entzogen werden. Im Kolon werden langkettige Fettsäuren von Darmbakterien metabolisiert. Die dabei entstehenden toxischen Hydroxyfettsäuren hemmen die Wasser- und Elektrolytresorption und verstärken Durchfälle. Außerdem bilden freie Fettsäuren im Darmlumen in Anwesenheit von Kalzium wasserunlösliche Kalkseifen und tragen damit indirekt zur Bildung oxalathaltiger Nierensteine bei [48].

Die Toleranz der oral bzw. enteralen Fettzufuhr ist vom verbliebenen Restdarm abhängig. Fett stellt aufgrund der Energiedichte eine gute Energiequelle dar, kann aber je nach Toleranz Steatorrhoe und den Verlust von fettlöslichen Vitaminen und Kalorien über den Stuhl begünstigen [49].

6.4 Mikronährstoffe

Lydia Lambert, Madeleine Aschhoff und Martina Kohl-Sobania

Mikronährstoffe gehören zu den essenziellen Nährstoffen und werden auch als energiefreie Inhaltsstoffe von Lebensmitteln mit nachgewiesenen physiologischen Funktionen bezeichnet. Bei einer Unterversorgung von Mikronährstoffen treten Mangelerscheinungen auf. Die Mikronährstoffe können in drei Gruppen eingeteilt werden. Dazu gehören die fett- und wasserlöslichen Vitamine, Mineralstoffe und sekundäre Pflanzenstoffe [50].

Die Menge eines Mikronährstoffs, die ein Patient benötigt, variiert je nach Alter, Krankheit und Ernährungsstatus. Ein Mikronährstoffmangel stellt im Kontext eines Kurzdarmsyndroms insbesondere während der Darmrehabilitation eine ernste Komplikation dar. Ursachen für mögliche Mikronährstoffmängel bei Kindern und Erwachsenen sind die verringerte Nährstoffaufnahme, der erhöhte Verlust über den Darm, die Malabsorption oder eine unzureichende Zufuhr bei parenteraler Ernährungstherapie [51].

Kinder mit Darmversagen weisen während der Darmrehabilitation eine hohe Prävalenz von Mikronährstoffmängeln auf. In der Arbeit von Yang et al. wiesen 33 % der Kinder beim Wechsel von der parenteralen Ernährungstherapie zur enteralen Ernährung mindestens einen Vitaminmangel und 77 % mindestens einen Mineralstoffmangel auf [52]. Die am häufigsten beobachteten Nährstoffmängel betrafen Vitamin D (68 %), Zink (67 %) und Eisen (37 %) [51, 52].

Die wichtigsten Mikronährstoffe, die überwacht werden sollten, sind die fettlöslichen Vitamine (Vitamin A, D, E und K), Vitamin B_{12} sowie Zink, Kupfer, Selen und Eisen [30, 53]. Ein Mangel an wasserlöslichen Vitaminen ist vor allem bei Fällen von nahezu vollständiger Enterektomie besorgniserregend, wenn der verbliebene Dünndarm erkrankt ist oder wenn Patienten die verordneten oralen und parenteralen Mikronährstoffregime nicht einhalten.

Die lebenslange Überwachung der Mikronährstoffhomöostase ist eine Notwendigkeit für Patienten mit Kurzdarmsyndrom, insbesondere auch nach Erreichen enteraler Autonomie. Dabei ist zu beachten, dass die meisten veröffentlichten Strategien zum Umgang mit Mikronährstoffdefiziten auf klinischen Erfahrungswerten oder Konsensmeinungen beruhen und nicht evidenzbasiert sind. Insofern dienen die Empfehlungen nur als Wegweiser für die Diagnose, Überwachung und Ergänzung von Nährstoffen und können eine klinische Beurteilung keinesfalls ersetzen [30].

Im Folgenden werden die für das Kurzdarmsyndrom relevanten Aspekte zu den Mikronährstoffen dargestellt.

6.4.1 Vitamine

Vitamine sind für den menschlichen Organismus lebensnotwendig und können endogen nicht oder nicht in nicht ausreichender Menge gebildet werden. Somit ist die regelmäßige orale oder parenterale Aufnahme der Vitamine und Provitamine notwendig. Die Unterteilung der Vitamine erfolgt entsprechend ihrer Löslichkeit [50]:

Zu den **fettlöslichen Vitaminen** gehören:

1. Calciferole (Vitamin D)
2. Naphthochinone (Vitamin K)
3. Retinol (Vitamin A)
4. Tocopherole (Vitamin E)

Zu den **wasserlöslichen Vitaminen** zählen:

1. Thiamin (B_1)
2. Riboflavin (B_2)
3. Niacin
4. Pyridoxin (B_6)
5. Folsäure
6. Pantothensäure
7. Biotin
8. Cobalamin (B_{12})
9. Ascorbinsäure (C)

Sowohl fett- als auch wasserlösliche Vitamine sollten in der Ernährungstherapie bei Kindern und Erwachsenen mit einem Kurzdarmsyndrom berücksichtigt werden [54]. Ein regelmäßiges Monitoring des Vitaminstatus ist sinnvoll, da diese Patientengruppe vor allem während des Übergangs zur vollständigen enteralen Ernährung einem erhöhten Risiko für einen Vitaminmangel ausgesetzt ist [55].

Wasserlösliche Vitamine Die wasserlöslichen Vitamine sind essenziell für die gesamte Körperfunktion und Homöostase [56]. Mängel wie die der B-Vitamine treten bei einem umfangreichen Verlust des Jejunums auf [54].

Cobalamin (Vitamin B_{12}) gehört zu den wasserlöslichen Vitaminen. Das natürliche Vorkommen beschränkt sich fast ausschließlich auf tierische Produkte wie Milch und Milchprodukte, Fleisch, Fisch, Meeresfrüchte und Eier. Physiologisch sind für die Resorption von Vitamin B_{12} der Intrinsic Factor, ein Glykoprotein, das von den Belegzellen im Magen produziert wird, sowie das terminale Ileum essenziell. Zu einem Vitamin B_{12}-Mangel kommt es bei Fehlen des Intrinsic Factor oder einer Malabsorption, z. B. im Rahmen einer chirurgischen Resektion des terminalen Ileums [57]. Vitamin B_{12} wird im Körper gespeichert, sodass eine unzureichende Resorption lange kompensiert werden kann. Für die Diagnostik des Vitamin B_{12}-Mangels ist die Bestimmung von Vitamin B_{12} im Serum ein unspezifischer Marker.

Der Laborparameter, der als Erstes einen Mangel an aktivem Vitamin B_{12} anzeigt, ist das erniedrigte Holotranscobalamin. Ergänzt wird die Diagnostik durch die Bestimmung der Methylmalonsäure, die bei erhöht pathologischen Laborwerten den Mangel an Vitamin B_{12} bestätigt [58]. Bei Erwachsenen ist nach Resektion von mehr als 20 cm des terminalen Ileums die Wahrscheinlichkeit, einen Vitamin B_{12}-Mangel zu entwickeln, erhöht. Eine lebenslange Substitution von Vitamin B_{12} ist dann erforderlich [59]. Bei Früh- und Neugeborenen sowie jungen Kindern ist das terminale Ileum proportional kürzer. Aufgrund des hohen Wachstumspotenzials sagt die Ausdehnung der Resektion weniger gut vorher, ob die enterale Versorgung mit Vitamin B_{12} gewährleistet wird [60].

Fettlösliche Vitamine Fettlösliche Vitamine werden im Körper insbesondere in der Leber gespeichert. Nahrungsmittel wie Obst, Gemüse, Nüsse und tierische Produkte sind die wichtigsten Lieferanten. Die Verfügbarkeit fettlöslicher Vitamine kann aufgrund einer vitaminarmen oralen Ernährung oder einer verringerten Resorption reduziert sein. Eine Fettmalabsorption geht typischerweise mit einer Malabsorption fettlöslicher Vitamine einher. Auch hier spielt die Resektion des terminalen Ileums eine bedeutende Rolle, da der enterohepatische Kreislauf von Gallensäuren unterbrochen ist und der dadurch bedingte Gallensäureverlust die Fettresorption einschränkt. Wichtig ist, dass Mikronährstoffmängel in der Regel nicht isoliert auftreten. Daher sollten bei Vorhandensein eines Mangels weitere Untersuchungen folgen [30].

Tocopherol (Vitamin E) besteht aus einer Gruppe von acht biologisch aktiven Tocopherolen, die als Antioxidanzien wirken. Alpha-Tocopherol spielt eine besondere Rolle bei der intravenösen Lipidzufuhr, da es der Lipidperoxidation und Bildung von Sauerstoffradikalen entgegenwirkt [56].

Vitamin A (Retinolverbindungen) wird leicht resorbiert, während die Resorption von Provitaminen wie Carotin von der Art des Nahrungsmittels abhängt. Entzündungsreaktionen erhöhen den Bedarf an Vitamin A und reduzieren gleichzeitig dessen Verfügbarkeit. Das Retinol-bindende Protein (RBP) ist ein Akute-Phase-Protein, das bei Entzündungen und Infektionen gebildet wird und Vitamin A bindet. Vitamin-A-Mangel führt nicht nur zu Nachtblindheit, sondern erhöht auch die Anfälligkeit für Atemwegsinfektionen und beeinträchtigt die intestinale Barrierefunktion.

Calciferol (Vitamin D) reguliert die Kalzium- und Phosphathomöostase und die Knochenmineralisation. Die Folge eines chronischen Vitamin D-Mangels bei Kindern ist Rachitis, bei Erwachsenen die Osteomalazie. Vitamin D spielt über die mineralische Homöostase hinaus bei weiteren physiologischen Funktionen wie dem Immunsystem eine Rolle [51, 61]. Vitamin D-Mangel und Osteopenie sind bei pädiatrischen und bei erwachsenen Patienten mit Kurzdarmsyndrom häufig anzutreffen. Dies gilt auch dann, wenn die Patienten eine enterale Supplementierung mit höheren als den Standarddosen erhalten und eine orale/enterale Autonomie erreicht wurde. Die Länge des verbliebenen Dünndarms stellt einen prognostischen Faktor für das Risiko eines Vitamin D-Mangels dar [62].

Naphthochinon (Vitamin K) ist eine Gruppe lipophiler Vitamine, die für die Synthese von Gerinnungsfaktoren in der Leber notwendig sind [56]. Vitamin K spielt auch eine Rolle in der Knochen- und Gefäßgesundheit, und ein Vitamin K-Mangel trägt zur Osteoporose bei. Das Monitoring des Vitamin K-Status durch Bestimmung der Gerinnungsparameter ist nicht ausreichend, um rechtzeitig einen Mangel zu erkennen. Verbreitet ist die Messung von Vitamin K_1 (Phyllochinon), einem Marker für die kurzfristige Versorgung. Am empfindlichsten ist die Bestimmung der PIVKA-II (*protein induced by vitamin K absence or antagonism-II*) zur Erfassung eines subklinischen Mangels [66].

6.4.2 Mineralstoffe

Die Mineralstoffe werden anhand der aufzunehmenden Menge in Mengenelemente (Elektrolyte) und Spurenelemente unterteilt [50].

Zu den **Spurenelementen** zählen:

Eisen
Jod
Kupfer
Mangan
Cobalt
Selen
Zink
Molybdän

Spurenelemente sind für viele Funktionen in verschiedenen Organsystemen sowie für reguläres Wachstum und normale Entwicklung unerlässlich. Während eine angemessene Nahrungsaufnahme für Frühgeborene, Kinder und Erwachsene mit einem Kurzdarmsyndrom wichtig ist, um Mangelerscheinungen zu vermeiden, kann eine übermäßige Einnahme von Spurenelementen auch negative Auswirkungen mit sich bringen [56].

Die Folgen von Mikronährstoffmängeln sind gut beschrieben und umfassen eine Reihe klinischer Manifestationen, einschließlich Knochenerkrankungen, Wachstumsverzögerungen, Immunstörungen, Kardiomyopathien und neurokognitiven Entwicklungsverzögerungen. Aufgrund des Wachstums ist der Bedarf an Spurenelementen wie Eisen und Zink bei Kindern bezogen auf deren Gewicht höher als bei Erwachsenen [63].

Zink ist ein wesentliches Spurenelement, das an der Wachstums- und Gewebedifferenzierung beteiligt ist [56]. Die Zinkhomöostase des menschlichen Körpers wird im Allgemeinen durch die Resorption im Darm reguliert [64]. Die Resorption von Zink findet hauptsächlich im Duodenum und im proximalen Jejunum statt [65]. Die Laboranalytik eines Zinkmangels ist unbefriedigend, da die Zinkkonzentration im Plasma erst bei einem ausgeprägten Zinkmangel abfällt [66]. Da Zink im Plasma an Albumin gebunden wird, ist neben der ausschließlichen Bestimmung des Zinks zur Beurteilung des Zinkstatus die Konzentration des albuminkorrigierten Zinks beschrieben; bei einer Hypoalbuminämie würde ein Zinkmangel sonst überschätzt [67].

Ein Zinkmangel hat vielfältige Folgen, darunter erhöhte Infektanfälligkeit, verzögerte Wundheilung, chronischer Diarrhö und Wachstumsstörungen [51, 68]. Das klinische Korrelat eines schweren Zinkmangels stellt die Acrodermatitis enteropathica dar. Kleine Kinder sind besonders vulnerabel und entwickeln bei chronischem Zinkmangel neben einem unzureichenden Wachstum auch kognitive Einschränkungen [66].

Über das Stoma bzw. über Diarrhö verlieren Menschen mit Kurzdarmsyndrom erhöhte Mengen Zink. Es wird damit gerechnet, dass bei erwachsenen Patienten pro Liter Stomavolumen 12 mg Zink (entsprechend 180 µmol/l) verloren gehen. Die Zinkverluste liegen sowohl über dem für gesunde Menschen empfohlenen täglichen Zinkbedarf als auch über dem Zinkgehalt in den üblichen Präparaten für die parenterale Ernährung [69]. Bei chronischen Diarrhö ist deshalb eine orale oder erhöhte parenterale Zinksupplementierung sinnvoll.

Selen zählt ebenfalls zu den essenziellen Spurenelementen und dient als Cofaktor der Selenoproteine. Zu den 20 Selenoproteinen zählt u. a. Glutathionperoxidase. Diese reduziert Peroxide und Lipidperoxide, die beim Fettstoffwechsel gebildet werden, und schützt dadurch Zellmembranen vor oxidativer Zerstörung. Selenmangel kann zu muskulärer Schwäche, Muskelabbau, chronischen Entzündungen und möglicherweise schwereren Erkrankungen führen. Ursache für Selenmangel kann eine über längere Zeit erfolgte parenterale Ernährung ohne Selenzusatz sein. Auch Patienten mit einer chronischen Darmerkrankung bilden eine Risikogruppe [66].

Jod ist ein chemisches Element, das beim Menschen vor allem in der Schilddrüse konzentriert ist und als essenzieller Cofaktor der Schilddrüsenhormone Thyroxin und Trijodthyronin dient. Diese sind wiederum für zahlreiche Prozesse der Organentwicklung, der Proteinsynthese sowie Stoffwechselprozesse essenziell [66]. Der Jodstatus sollte idealerweise durch die Analyse der Jodausscheidung in 24-h-Urinproben überwacht werden, was jedoch manchmal schwierig zu realisieren ist. In solchen Fällen können normale Schilddrüsenfunktionstests als Indikatoren für einen angemessenen Jodstatus dienen [70].

6.4.3 Weitere Nährstoffe

Cholin ist ein Amin, das in allen Säugetiergeweben vorkommt. Die höchsten Konzentrationen an Gesamt-Cholin finden sich in Leber, Lunge und Gehirn. Aufgrund unzureichender Eigensynthese ist Cholin ein essenzieller Nahrungsbestandteil mit zahlreichen wichtigen Funktionen, u. a. für die Leber [71–73]. Eine weitere Hauptfunktion von Cholin ist die Umwandlung zu Betain. Es dient dem Umbau von Homocystein zu Methionin, das in vielen Geweben antiinflammatorisch wirksam ist [74–76]. Dem aus Cholin gebildeten Betain kommen nachweislich wichtige Funktionen bei der Leberprotektion zu [75, 76].

Patienten mit Kurzdarmsyndrom stellen eine Risikogruppe für einen Cholinmangel dar, der u. a. zu Leberverfettung und erhöhten Transaminasen führen und an der Entwicklung einer mit chronischem Darmversagen assoziierten Hepatopathie (*intestinal failure-associated liver disease*, IFALD) mitbeteiligt sein kann [71, 77]. Über heimparenterale Ernährung wird kein Cholin zugeführt, sodass in Abhängigkeit von der Schwere des Kurzdarmsyndroms selbst bei cholinreicher Ernährung (beispielsweise tierische Lebensmittel wie Fleisch, Hühnerei und Fisch) ein Mangel resultieren kann. Zu beachten ist auch, dass der Cholingehalt in Säuglings- und Folgemilchen sowie Trinknahrungen variiert. Die Testung des Cholinspiegels und seiner Metaboliten ist spezialisierten Laboren vorbehalten. Durch Supplementation mittels des Nahrungsergänzungsmittels Cholin können die erniedrigten Plasmakonzentrationen wieder normalisiert und die Gesamtverluste ausgeglichen werden.

6.5 Fermentierbare Oligosaccharide, Disaccharide, Monosaccharide und Polyole (FODMAP)

Sabrina Klinner und Madeleine Aschhoff

Die Abkürzung FODMAP steht für fermentierbare Oligo-, Di-, Monosaccharide und Polyole. FODMAPs sind Kohlenhydrate, die als osmotisch aktive Substanzen den intestinalen Flüssigkeitseinstrom erhöhen und im Kolon durch bakterielle Fermentation die Gasproduktion steigern [78]. Das Konzept einer FODMAP-reduzierten Ernährung wurde 2005 entwickelt, um eine verbesserte Symptomkontrolle und Lebensqualität bei gastrointestinalen Beschwerden zu erzielen [79, 80].

Während eine FODMAP-arme Diät zu einer Verminderung gastrointestinaler Beschwerden beitragen kann und in mehreren Leitlinien zur Behandlung des Reizdarmsyndroms bei Erwachsenen aufgeführt wird [81, 82], liegen derzeit keine klinischen Studien vor, die den Effekt von FODMAP-reduzierten Diäten bei Kindern mit Kurzdarmsyndrom untersucht haben.

▶ Die Durchführung einer FODMAP-Diät sollte unter ärztlicher und ernährungstherapeutischer Begleitung erfolgen, um eine Mangelernährung zu vermeiden. Durch die zu Beginn sehr einseitige Ernährungsweise ist die FODMAP-Diät nicht als Langzeiternährung geeignet.

6.5.1 *Kohlenhydrat(sub)typen*

Der FODMAP-Gruppe werden in Abhängigkeit von der Länge der Kohlenhydratkette folgende Kohlenhydrat(sub)typen zugeordnet [83]:

1. Oligosaccharide (z. B. Fruktane und Galaktane): Sie sind die Subtypen mit der längsten Kettenlänge und die Hauptquelle für schnell fermentierbare Kohlenhydrate. Da aufgrund fehlender Enzyme im menschlichen Dünndarm keine enzymatische Spaltung stattfinden kann, gelangt diese Gruppe der FODMAPs ins Kolon, wird dort fermentiert und kann zu Meteorismus, Flatulenzen und Schmerzen führen.
2. Disaccharide: Die Laktose (Milchzucker) ist natürlicherweise in tierischen Milchprodukten und somit in unterschiedlichen Mengen in allen herkömmlichen Molkereiprodukten enthalten. Das Ausmaß der Unverträglichkeit richtet sich häufig nach der Menge der im Dünndarm resorbierten Laktose, der intestinalen Laktasekapazität, der Dünndarmoberfläche und der Zusammensetzung des Mikrobioms.
3. Monosaccharide: Fruktose ist in unterschiedlichen Mengen in den meisten Obst- und Gemüsesorten enthalten und das kleinste Kohlenhydrat. Es hat eine hohe osmotische Wirksamkeit und begünstigt so in größeren Konzentrationen den intraluminalen Wassereinstrom.
4. Polyole: Hierzu gehören Sorbitol, Xylit, Erythrit, Isomalt, Lactit und Mannit. Diese Zuckeralkohole sind häufig als Zuckeraustauschstoff in kalorienreduzierten Lebensmitteln zu finden, kommen aber auch natürlich in Äpfeln, Trauben und Blumenkohl vor. Sie haben eine ähnliche osmotische Aktivität wie Fruktose.

6.5.2 Phasen der FODMAP-armen Ernährung

Die FODMAP-arme Ernährung sollte immer in Begleitung durch Ernährungsfachkräfte erfolgen. Sie ist durch drei Phasen gekennzeichnet:

1. Eliminationsphase: In der ersten Phase werden alle FODMAPs eliminiert und nur noch FODMAP-arme Lebensmittel verzehrt (Tab. 6.5). Diese Phase sollte nicht länger als 6–8 Wochen andauern.
2. Wiedereinführungsphase: Wenn sich in der 1. Phase die Symptome verbessern, sollte in der nächsten Phase eine schrittweise Reexposition erfolgen. Diese Phase dient dazu, die individuelle Toleranz gegenüber FODMAP-reichen Lebensmitteln zu testen, damit der Speiseplan trotz FODMAP-armer Ernährung so divers wie möglich und nur so eingeschränkt wie nötig gestaltet werden kann, um beispielsweise Mikronährstoffdefiziten vorzubeugen.
3. Langfristige Ernährung: Nur Lebensmittel, die Symptome verursachen, werden in der langfristigen Ernährung gemieden.

Es sollte bedacht werden, dass eine FODMAP-arme Ernährung den Familienalltag belasten, steigende Lebensmittelkosten verursachen und eine Lebensmittelrestriktion die Gefahr eines Mikronährstoffmangels bergen kann. Hier sind insbesondere Eisen, B-Vitamine und Kalzium zu nennen [84]. Auch ist der Einfluss auf das intestinale Mikrobiom bei Kindern nicht ausreichend bekannt. Da durch FOD-

Tab. 6.5 FODMAP-reiche Lebensmittel und Alternativen. (Modifiziert nach [83])

FODMAP-reiche Lebensmittel	FODMAP-arme Lebensmittel
Oligosaccharide, Fruktane, Galaktane	
– *Obst:* Feigen, Khaki, Pfirsiche, Pistazien, Wassermelone – *Gemüse:* Artischocken, Bohnen, Brokkoli, Chicorée, Erbsen, Fenchel, Frühlingszwiebeln, Hülsenfrüchte, Knoblauch, Kohl, Lauch, Löwenzahnblätter, Rote Bete, Rosenkohl, Kidneybohnen, Rucola, Schalotte, Spargel, Zichorien, Zwiebeln – *Getreide:* Weizen- und Roggenmehl – *Sonstiges:* „Functional Food" (Brot, Teigwaren und andere Produkte mit großen Mengen an Inulin oder anderen Fruktooligosaccharid-Präbiotika), Kaffeeersatz	– *Obst: s. u.* – *Gemüse:* Aubergine, grüne Bohnen, Salat, Schnittlauch, Sellerie, Sprossen, Tomaten, Zwiebel- oder Knoblauchöl – *Getreide:* Buchweizen, Cornflakes, Dinkel, reines Dinkelbrot und Dinkelteigwaren, glutenfreie Produkte, Hafer, Haferflocken, Hirse, Mais, Maiswaffeln, Polenta, Quinoa, Reis, Reisbrot, Reisflocken, Reispuffer, Reisteigwaren, Reiswaffeln
Disaccharide (Laktose)	
– Buttermilch, Birchermüsli, Eiscreme, Milch und Milchprodukte – In größeren Mengen ungeeignet: Frischkäse, Quark, Sahne	– Butter, Brie, Camembert, Hartkäse, laktosefreie Produkte – Pflanzliche Alternativen (z. B. Hafer- oder Reisdrink), Wassereis
Monosaccharide (Fruktose)	
– *Obst:* Agavensirup, Äpfel, Birnen, Dosenfrüchte, unreife Früchte in großen Mengen, große Mengen Fruchtsäfte, getrocknete Früchte, Guaven, Kirschen, Mangos, Pfirsiche, Wassermelone – *Gemüse:* Artischocken, Spargel, Topinambur, Zuckerschoten – *Süßungsmittel:* Birnendicksaft, Fruktosesirup, Honig – *Sonstiges:* Diät- und Lightprodukte	– *Obst:* Ananas, Avocado, Banane, Blaubeeren, Brombeeren, Cassis, Cranberrys, Datteln, Erdbeeren, Grapefruits, Himbeeren, Honigmelone, Johannisbeeren, Kiwis, Limetten, Litschi, Mandarinen, Orangen, Papaya, Passionsfrüchte, Rhabarber, Sternfrüchte, Sultaninen, Trauben, Trockenobst in kleinen Mengen (z. B. Ananas, Bananenchips, Rosinen), Zitrusfrüchte – *Gemüse: s. o.* – *Süßungsmittel:* Ahornsirup, Haushaltszucker (Saccharose), Traubenzucker (Glukose), Zuckerrübensirup
Polyole	
– *Obst:* Äpfel, Aprikosen, Avocado, Birnen, Brombeeren, Trockenobst, Kirschen, Nektarinen, Pfirsiche, Pflaumen, Steinobst, Wassermelone, Zwetschgen – *Gemüse:* Blumenkohl, Pilze, Zuckerschoten – *Zuckeraustauschstoffe:* E 420 (Sorbit), E 421 (Mannit), E 953 (Isomalt), E 965 (Maltit), E 966 (Lactit), E 967 (Xylit), E 968 (Erythrit) – *Sonstiges:* Light- und Diätprodukte, Fertigprodukte	– *Obst: s. o.* – *Gemüse: s. o.* – *Süßungsmittel: s. o.*

MAP verursachte Symptome belastend sein können, jedoch nicht zu einer Schädigung der Darmschleimhaut führen, ist keine strikte Eliminationsdiät erforderlich.

Um langfristigen Essstörungen vorzubeugen, ist es ebenfalls wichtig, dass Lebensmittel nicht als „Gefahr" vermittelt werden und positive Effekte von gemeinsamen Familienmahlzeiten wie soziale Interaktionen und Lernen am Vorbild weiter gefördert werden [85].

Während einzelne Elemente der FODMAP-armen Diät wie die Restriktion einfacher Kohlenhydrate zur verbesserten nutritiven Toleranz mit Vermeidung von osmotischer Diarrhö beitragen können, kann eine generelle FODMAP-arme Ernährung für Kinder mit Kurzdarmsyndrom derzeit nicht empfohlen werden.

6.6 Orale Rehydratation

Sabrina Klinner

Eine häufige Komplikation des Kurzdarmsyndroms ist die durch hohe intestinale Flüssigkeitsverluste bedingte Dehydratation. Je nach Ausmaß der Resektion, verbleibender Restdarmlänge und der funktionellen Kapazität des Darms sind die Flüssigkeits- und Elektrolytverluste individuell unterschiedlich ausgeprägt. Vor allem in der Hypersekretions- und initialen Adaptationsphase sind Patienten mit Kurzdarmsyndrom häufig auf einen parenteralen Flüssigkeits- und Elektrolytausgleich angewiesen. Ein langfristiges Ziel sollte beim Erhalt des Hydratationszustands jedoch eine optimierte orale Zufuhr an Getränken darstellen, um die Abhängigkeit von parenteraler Flüssigkeitszufuhr zu reduzieren [86].

Um sich einen Überblick über den Flüssigkeitshaushalt zu verschaffen, ist es sinnvoll, die orale Trinkmenge, falls vorhanden, die parenterale Flüssigkeitszufuhr sowie die Urinausscheidung punktuell zu bilanzieren. Eine chronische Oligurie bei persistierenden Durchfällen und niedriger Flüssigkeitszufuhr wird leicht übersehen, kann jedoch schleichend zu einer Nierenfunktionseinschränkung führen [87].

Hypotone Getränke sorgen im Jejunum aufgrund der geringen Osmolarität für eine Sekretion von Natrium (und Wasser) ins Darmlumen, wodurch sich die Natriumverluste über den Stuhl erhöhen. Hypertone Getränke bewirken im Jejunum aufgrund ihrer hohen Osmolarität eine Sekretion von Wasser ins Darmlumen, wodurch die Diarrhö verstärkt wird [86]. Für die intestinale Flüssigkeits- und Natriumresorption spielt neben der Osmolarität der Glukosegehalt der Trinkflüssigkeit eine wichtige Rolle, was bei der Getränkeauswahl ebenfalls berücksichtigt werden sollte.

Je nach Menge der Stuhlverluste wird empfohlen, sowohl den Konsum von hypotonen Getränken wie Wasser und Tee als auch von hypertonen zuckerhaltigen Getränken wie Limonade oder Fruchtsäften zu minimieren und orale Rehydratationslösungen mit einem hohen Natriumgehalt (mindestens 90 mmol/l) einzusetzen [10]. Orale Rehydratationslösungen sind als Fertigprodukt für die Behandlung der akuten Gastroenteritis erhältlich. Für den Langzeitgebrauch sind sie jedoch aufgrund der hohen Kosten und der erhältlichen Packungsgrößen unpraktisch. Eine geeignete Alternative ist daher die sog. WHO-Rehydratationslösung zum Selbstherstellen.

> **Praxistipp**
> *WHO-Rehydratationslösung:*
> *20 g Glukose (für eine geschmackliche Varianz können 40–50 ml Sirup je nach Präferenz gewählt werden)*
> *3,5 g Natriumchlorid*
> *25 g Natriumbicarbonat (Backpulver)*
> *1 L Wasser*

Bei Säuglingen sollten zur Rehydratation ausschließlich kommerziell erhältliche orale Rehydratationslösungen verwendet werden. Diese Mischungen werden in frisch abgekochtem Wasser bzw. Tee (z. B. Kamille oder Fenchel) aufgelöst und können leicht gekühlt oder bei Zimmertemperatur über mehrere kleine Trinkboli im Abstand von 5 min (10–15 ml) oder 10 min (20–30 ml) verabreicht werden [5].

Ob der Einsatz isotonischer Trinklösungen effektiv ist, lässt sich beispielsweise durch die Bestimmung der Urinausscheidung feststellen: Der Erfolg zeigt sich in einer adäquaten Urinproduktion. Ebenso kann der Stomaverlust oder das Stuhlvolumen geringer werden. Sollte sich die Urinproduktion nicht erhöhen oder Stuhlfrequenz/-volumen steigen, muss die Trinkmenge reduziert und mit der intravenösen Volumen- und Elektrolytsubstitution fortgefahren werden [86].

Fazit

Die Osmolarität und der Glukosegehalt spielen bei der Auswahl der Getränke eine wichtige Rolle. Der Einsatz von isotonischen Getränken (z. B. WHO-Lösung) wird empfohlen. Die Zufuhr an hypo- und hypertonen Getränken sollte gering sein. ◄

Fallbeispiele

Fall 1

8-jährige Patientin mit Kurzdarmsyndrom bei Zustand nach Gastroschisis und Dünndarmatresie. Die Restdünndarmlänge ist unbekannt, die Ileozökalklappe nicht erhalten. Die Patientin ist teilparenteral ernährt, zusätzlich nimmt sie an der Familienkost teil.

Die Familie berichtet beim Ambulanztermin über enormes Durstgefühl und damit einhergehendes extremes Trinkverhalten. So werde unter der Dusche sowie bei jeder sich bietenden Gelegenheit getrunken. Versuche, diese einzuschränken, führten zu heimlichem Trinken, dem Trinken aus dem Hundenapf und im äußersten Fall der Toilette. Diesen Trinkexzessen folge wässrige Diarrhö und eine deutlich erhöhte Stuhlfrequenz. Nach besonders ausgiebigen Trinkepisoden war ein parenterales Ausgleichen der Nährstoffe notwendig.

Die Familie wird zum Führen eines Ernährungsprotokolls über mindestens 3 Tage angeleitet, um die Flüssigkeitszufuhr aus Getränken sowie Speisen erfassen zu können. Des Weiteren wird der Patientin empfohlen, auf Limonaden und Säfte zu verzichten. Die Getränkeauswahl wird auf orale Rehydratationslösungen und Mineralwasser beschränkt, wobei mindestens die Hälfte des Flüssigkeitsbedarfs mit oraler Rehydratationslösung gedeckt werden sollte. Ergänzend erfolgt eine Schulung zur kurzdarmspezifischen Ernährung mit besonderem Augenmerk auf die Trennung von Speisen und Getränken sowie den Verzicht von durchfallverursachenden Lebensmitteln.

Fall 2

14-jähriger Patient mit Kurzdarmsyndrom bei Zustand nach Gastroschisis, sekundärer Atresie und nekrotisierender Enterokolitis. Der Patient wird teilparenteral ernährt, wobei etwa 75 % der benötigten Kalorienzufuhr über die orale Ernährung mit Familienkost erfolgt.

Der sportbegeisterte Patient berichtet über Schwierigkeiten nach dem Leichtathletiktraining in der Schule, insbesondere an heißen Sommertagen. Durch Anstrengung und erhöhte Temperaturen habe er viel Wasser getrunken und anschließend seien dünnflüssige Diarrhö und eine erhöhte Stuhlfrequenz aufgetreten.

Dem Patienten wird eine orale Rehydratationslösung als Sportgetränk empfohlen, um diesen Nachwirkungen entgegenzuwirken. ◄

6.7 Ernährungsempfehlungen bei intestinalem Stoma und Diarrhö

Sabrina Klinner

Bei Stomaanlagen sind in Bezug auf Ernährungsempfehlungen Kolostomien und Enterostomien (Jejuno- oder Ileostomie) zu unterscheiden. Bei Anlage eines Kolostomas gelten in der Regel die Empfehlungen der angepassten Vollkost, da die Funktion des Kolons weitestgehend erhalten bleibt. Bei Ileostomien fehlt die Funktion des Dickdarms endgültig oder vorübergehend. Es kommt zu Verlusten von Wasser, Elektrolyten und Nährstoffen und in der Folge zu flüssig-breiigen Stühlen [88].

Je nach Lokalisation des Stomas verfolgt die ernährungstherapeutische Intervention unterschiedliche Ziele. Bei Kolostomien stehen Stuhlgewohnheiten, Meteorismus und Geruchsentwicklung im Fokus, während bei Enterostomien aufgrund der fehlenden Kolonfunktion die Flüssigkeits- und Nährstoffverluste im Vordergrund stehen [88]. Unabhängig von der Lokalisation zielt die ernährungstherapeutische Intervention auf die Vermeidung stomabedingter Folgeerscheinungen ab, insbesondere sollen die Stuhlkonsistenz und -frequenz optimiert sowie Stomablockaden und Nährstoffmangelzustände vermieden werden [5].

Bei der Ernährung von Stomaträgern sind folgende Empfehlungen zu beachten, dabei müssen die Lage des Stomas und der verbliebene Restdarm berücksichtigt werden:

- Mehrere kleine Mahlzeiten über den Tag verteilt anbieten.
- Langfaserige Lebensmittel können eine Stomablockade verursachen; zu diesen gehören Spargel, Staudensellerie, Pilze, Ananas, Rhabarber, Zitrusfrüchte sowie rotes Fleisch.
- Auf ausreichende Flüssigkeitssubstitution achten.
- Meiden von blähendem Obst und Gemüse (Tab. 6.6).

Besonders bei Enterostomien oder Patienten mit chronischer Diarrhö gelten zusätzlich folgende Empfehlungen [5, 89]:

- Gründliches Kauen; ggf. Durchführung eines Kautrainings.
- Essen und Trinken voneinander trennen.

Tab. 6.6 Auswirkungen von Lebensmitteln auf Stuhlkonsistenz, Darmgase und Geruchsstoffe [88]

Stuhlkonsistenz	
Stuhlfestigende Wirkung	*Abführende Wirkung*
– gekochte Karotten, Mais, Rote-Beete-Saft, Sellerie – geriebener Apfel, Bananen, Heidelbeeren, Heidelbeersaft, Rosinen – Weißbrot (mindestens 1 Tag alt), Trockengebäck, Haferflocken – Kartoffeln, geschälter Reis, Teigwaren – Trockener Käse – Kokosflocken, Nüsse	– Rohes Gemüse, Bohnen, Hülsenfrüchte, Kohlgemüse, Spinat, Zwiebeln – Rohes Obst, Feigen, Trockenpflaumen – Rohe Milch – Scharfe Gewürze, scharf Angebratenes – Alkoholische Getränke, koffeinhaltige Getränke – Nikotin
Darmgase	
Blähungshemmende Wirkung	*Blähende Wirkung*
– Kümmel, Kümmelöl, Kümmeltee – Schwarzkümmel – Fencheltee, Anistee – Heidelbeeren, Heidelbeersaft, Preiselbeeren, Preiselbeersaft – Joghurt	– Hülsenfrüchte, Knoblauch, Kohlgemüse, Paprikaschoten, Pilze, Schwarzwurzeln, Spargel, Zwiebeln – Frisches Obst, Birnen, Rhabarber – Frisches Brot, Pumpernickel – Eier, Eiprodukte, Eiernudeln, Mayonnaise – Koffeinhaltige Getränke – Kohlensäurehaltige Getränke
Geruchsstoffe	
Geruchshemmende Wirkung	*Geruchsbildende Wirkung*
– Grüner Salat, Spinat – Heidelbeeren, Heidelbeersaft, Preiselbeeren, Preiselbeersaft – Joghurt	– Bohnen, Knoblauch, Kohlgemüse, Pilze, Schnittlauch, Spargel, Zwiebeln – Eier, Eiprodukte – Fleisch, Fleischerzeugnisse, vor allem Geräuchertes und Gebratenes, Krabben, Hummer – Käse, vor allem vollreife und vollaromatische Sorten, Hartkäse – Scharfe Gewürze

- Leicht verträgliche, viskositätssteigernde Ballaststoffe (Pektine, Guar, Flohsamen etc.) sollten bevorzugt werden (Tab. 6.1, s. Abschn. 6.1.1).
- Stuhlfestigende Nahrungsmittel anbieten (Tab. 6.6).
- Bei hohen Flüssigkeitsverlusten (Stomaverluste > 2000 ml/Tag, bei Kindern > 50 ml/kg/d = High-Output-Stoma) sind hyper- und hypoosmolare Getränke auf ca. 1000 ml/Tag, bei Kindern 20 ml/kg/d zu reduzieren.
- Hyperosmolare Fruchtsäfte und Softdrinks um den Faktor 2–3 mit Wasser verdünnen (isotone Getränke).
- Einsatz von isotonischen Lösungen wie orale Rehydratationslösungen (Abschn. 6.6).

6.8 Oxalat und Nierensteine

Sabrina Klinner und Madeleine Aschhoff

Oxalsäure ist eine wasserlösliche organische Säure, die einerseits über die Nahrung aufgenommen wird, andererseits als Abbauprodukt von Aminosäuren und Vitamin C entsteht. Oxalsäure kann im gesamten Gastrointestinaltrakt einschließlich des Kolons resorbiert werden und wird über den Harn ausgeschieden [90].

Ein Teil der über die Nahrung aufgenommenen Oxalsäure wird physiologisch im Darmlumen an Kalzium gebunden und als unlösliches Kalziumoxalat über den Stuhl ausgeschieden. Nach einer ausgedehnten Dünndarmresektion ist dieser natürliche Schutzmechanismus nicht mehr gegeben, sodass freie Oxalsäure ins Kolon gelangt, dort resorbiert und über die Nieren ausgeschieden wird (Abb. 6.1). Hinzu

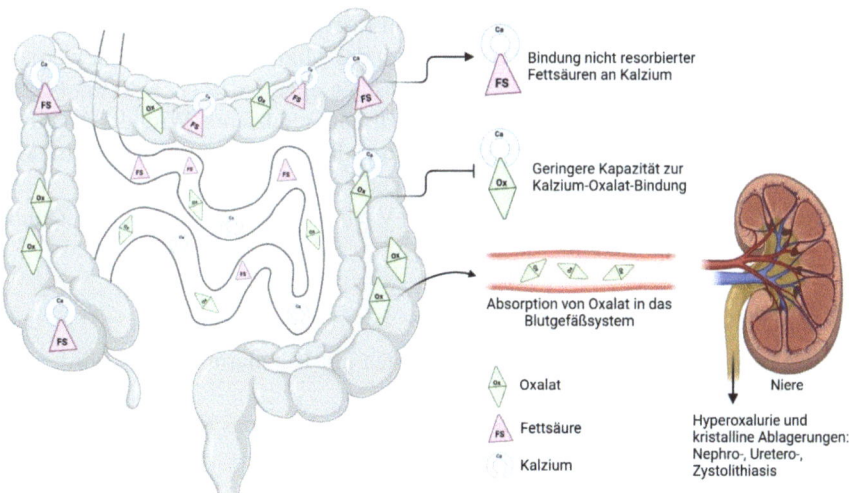

Abb. 6.1 Pathophysiologie der enterischen Hyperoxalurie bei Kurzdarmsyndrom. Modifiziert nach [91]; erstellt mit biorender.com

kommt, dass die Oxalsäureresorption im Kolon durch freie Fettsäuren und Gallensäuren gefördert wird. Die Bindung von Kalzium an freie Fettsäuren im Rahmen einer Steatorrhoe erhöht ebenfalls die Verfügbarkeit von freier Oxalsäure. Eine hohe Konzentration von Oxalat im Urin begünstigt die Entstehung von Nierensteinen, einer häufigen Komplikation beim Kurzdarmsyndrom. Die häufig reduzierte Urinmenge trägt ebenfalls zur Bildung von Oxalatsteinen bei [92].

Neben einer hohen Flüssigkeitszufuhr, die die Urinkonzentration von Oxalat senkt, spielt eine oxalsäurearme Ernährung eine Rolle in der Prävention der Oxalaturolithiasis, insbesondere bei Patienten mit Kolon in Kontinuität [93].

Zu den oxalsäurereichen Lebensmitteln gehören folgende (modifiziert nach [5]):

- Mangold
- Rhabarber
- Spinat
- Rote Bete
- Kakao und daraus hergestellte Produkte (z. B. Schokolade, Schoko-/Nuss-Nougat-Creme)
- Mango
- Nuss-Nougat-Creme
- Mandeln, Nüsse
- Stachelbeere
- Schwarzer Tee

Ballaststoffe, Kalzium und Magnesium reduzieren die Bioverfügbarkeit von Oxalsäure. Daher liegt es nahe, oxalsäurereiche Lebensmittel, wenn sie verzehrt werden, beispielsweise in Kombination mit Milch bzw. Milchprodukten oder Ballaststoffen zu verzehren. Da Oxalsäure wasserlöslich ist, kann der Oxalsäuregehalt eines Lebensmittels durch Wässern und Kochen gesenkt werden [94].

Der Abbau von Oxalsäure kann auch durch das Mikrobiom beeinflusst werden. So sind physiologisch im Kolon Mikroorganismen angesiedelt (z. B. *Oxalobacter formigenes*), die die Bioverfügbarkeit von Oxalsäure reduzieren. Wird der Anteil an *Oxalobacter formigenes* durch gehäufte Breitbandantibiotikabehandlungen im Mikrobiom vermindert, steigt die Bioverfügbarkeit von Oxalsäure an [15, 94].

Da Oxalsäure u. a. ein Abbauprodukt von Vitamin C darstellt, ist von der Zufuhr von hoch dosiertem Vitamin C abzuraten.

Fazit

Eine oxalsäurearme Ernährung bei Patienten mit Kurzdarmsyndrom wird empfohlen, wenn
- eine Dünndarmresektion stattgefunden hat und sich das Kolon in Kontinuität befindet;
- Steatorrhoe vorhanden ist;
- Nierensteine aus Kalziumoxalat aufgetreten sind.

Das Wässern und Kochen von Lebensmitteln kann den Oxalsäuregehalt senken. Die gleichzeitige Aufnahme von Oxalsäure und Ballaststoffen/Magnesium/Kalzium kann die Bioverfügbarkeit von Oxalsäure senken. ◄

6.9 D-Laktatazidose

Sabrina Klinner und Madeleine Aschhoff

Eine D-Laktatazidose kann als Komplikation einer hohen oralen Kohlenhydratzufuhr auftreten. Beobachtet wurde diese seltene Komplikation nur bei Patienten mit erhaltenem Kolon. Pathophysiologisch liegt eine Malabsorption von einfachen Kohlenhydraten vor, die ins Kolon gelangen und dort bakteriell zu kurzkettigen Fettsäuren und Laktat verstoffwechselt werden. In der Folge sinkt der pH-Wert im Kolon ab, wodurch eine Vermehrung der säureresistenten, grampositiven Anaerobier wie Laktobazillen begünstigt wird. Diese Bakterien produzieren sowohl L-Laktat als auch D-Laktat, die über die Kolonmukosa resorbiert werden. L-Laktat wird mühelos in der Leber abgebaut. Dem menschlichen Organismus fehlt jedoch das Enzym zur Metabolisierung von D-Laktat zu Pyruvat, wodurch es zu einer Anreicherung des D-Laktats im Blut und in der Folge zur metabolischen Azidose kommt [93, 95]. Die Ausscheidung von D-Laktat erfolgt ausschließlich über die Nieren und den Urin.

Klinisch äußert sich die D-Laktatazidose in neurologischen Symptomen wie Sehstörungen, Gangunsicherheit, Verwirrtheit [10]. Die betroffenen Patienten wirken „wie betrunken". Um eine D-Laktatazidose nachweisen zu können, muss vor allem an dieses Krankheitsbild gedacht werden, denn D-Laktat wird in den routinemäßig eingesetzten Blutgasanalysegeräten nicht mitbestimmt. Es findet sich eine metabolische Azidose mit einem normalen (L-)Laktatwert. Zur Sicherung der Diagnose kann D-Laktat in der akuten Phase im Urin nachgewiesen werden.

Therapeutisch ist eine gute Hydrierung zur Förderung der Urinausscheidung und die deutlich reduzierte Zufuhr bis vollständige Elimination von Einfachzuckern und anderen rasch verfügbaren Kohlenhydraten aus der Nahrung wirksam. In schweren Fällen wird der Einsatz von oralen Antibiotika empfohlen, um die anaeroben Kolonbakterien zu reduzieren [95]. Zur Verhinderung weiterer Episoden sollten die Betroffenen Zucker meiden und eine Ernährung einhalten, die arm an schnell verfügbaren Kohlenhydraten ist [93]. Darüber hinaus sollte die Oxalatzufuhr (s. auch Abschn. 6.8) reduziert werden, da Oxalat die Metabolisierung von D-Laktat zu Pyruvat inhibiert [96]. Die Supplementation von Kalzium hingegen ist vorteilhaft, da ein Milieu mit geringerer intestinaler Milchsäurebakterienbesiedelung gefördert wird [97].

Die Verwendung von Zuckeraustauschstoffen zum Süßen von Nahrungsmitteln kann aufgrund der Förderung einer osmotischen Diarrhö problematisch sein (s. Abschn. 6.1.2). Bei Kindern, die seit dem ersten Lebensjahr an einem Kurzdarmsyndrom leiden, kann die Vermeidung von Zucker und süßem Geschmack in der

Beikost und dem Familienessen das spätere Verlangen nach süßen Speisen reduzieren.

Viele laktatproduzierende Bakterien produzieren sowohl L- als auch D-Laktat. Deshalb kann es nach Meinung der Autoren beim Vorliegen einer entsprechenden Anatomie mit erhaltenem Kolon ratsam sein, grundsätzlich auf den Einsatz von Laktobazillen als Probiotika zu verzichten.

Fazit

Die D-Laktatazidose ist eine schwere Komplikation infolge einer hohen oralen Kohlenhydratzufuhr bei intaktem Kolon. Zur Prävention kann eine zuckerarme Ernährung eingehalten werden, um die Substratverfügbarkeit für Bakterien, die D-Laktat produzieren, zu verringern. ◀

Fallbeispiel

7-jähriger Patient mit Kurzdarmsyndrom mit einer Restdünndarmlänge von ca. 85 cm, die Ileozökalklappe ist nicht erhalten. Er leidet an rascher Dünndarmtransitzeit sowie Dickdarmdilatationen. Außerdem ist eine bakterielle Fehlbesiedlung des Dünndarms bekannt, die zyklisch mit Antibiotika therapiert wird.

Der Patient wurde bis zu seinem 5. Lebensjahr teilparenteral ernährt, zum jetzigen Zeitpunkt wird der gesamte Nährstoffbedarf über die orale Ernährung gedeckt.

Beim Ambulanztermin berichtet die Familie von Verhaltensauffälligkeiten im vergangenen Urlaub. Der Patient habe wie betrunken gewirkt, verwaschen gesprochen und eine Gangunsicherheit aufgewiesen. Der Allgemeinzustand sei ansonsten unauffällig gewesen, und das Verhalten hätte sich nach wenigen Stunden wieder normalisiert. Des Weiteren berichtet die Familie begeistert vom guten Essverhalten während des Urlaubs und dem großen Appetit auf neue Lebensmittel. Auf Nachfrage zeigte sich vor allem ein erhöhter Konsum von Pommes im Rahmen des Kinderbuffets, Speiseeis am Poolhäuschen und gesüßten Getränken.

Die Familie wurde über die Verdachtsdiagnose D-Laktatazidose informiert, die trotz aktuell subklinischer Phase laborchemisch bestätigt werden konnte.

Aufgrund der gestellten Verdachtsdiagnose wurden der Patient und seine Familie auf folgende diätetische Maßnahmen hingewiesen:

- Verteilung kleiner Mahlzeiten über den Tag
- Getrennte Zufuhr von Speisen und Getränke
- Keine reinen kohlenhydrathaltigen Mahlzeiten – Kombination mit Fett- und Eiweißträgern
- Keine gesüßten Getränke ◀

6.10 Metabolische Azidose und Alkalose

Martina Kohl-Sobania

Ein unausgeglichener Säure-Basen-Status wird beim Kurzdarmsyndrom gelegentlich beobachtet und kann schwierig zu behandeln sein. Klinisch ist den Patienten dabei oft nichts anzumerken. Eine chronische Azidose wirkt sich negativ auf die Knochenmineralisation aus, sodass es insbesondere bei Kindern und jungen Erwachsenen, deren Knochen sich noch im Aufbau befinden, ratsam ist, die Azidose konsequent zu behandeln.

Eine metabolische Azidose wird leicht mit einem Volumenmangel in Verbindung gebracht, da sie häufig im Zusammenhang mit chronischen Durchfällen beobachtet wird. Eine chronische Diarrhö beim Kurzdarmsyndrom führt jedoch auch zu einem Bikarbonatverlust und damit zur metabolischen Azidose, obwohl die Betroffenen ausreichend hydriert sind. Eine hyperchlorämische Azidose wird außerdem durch eine hohe Kochsalzzufuhr begünstigt. Therapeutisch sollte zunächst versucht werden, die Durchfälle zu bessern und bei Hyperchlorämie die orale und parenterale Chloridzufuhr zu überprüfen, bevor orale Präparate zum Ausgleich der Azidose eingesetzt werden.

Eine metabolische Alkalose tritt seltener auf und ist im Kontext des Kurzdarmsyndroms zumeist Folge erhöhter Verluste von Magensäure. Gerade bei Kindern mit angeborener Dünndarmatresie oder Gastroschisis kann der proximale Dünndarm dilatiert und in seiner Motilität so gestört sein, dass die Magenentleerung erschwert ist und es zu rezidivierendem Erbrechen kommt. Auch bei einem sehr weit proximal angelegten Dünndarmstoma kann der Verlust an Magensaft höher als der Bikarbonatverlust aus dem Pankreassekret sein. Therapeutisch reduziert der Einsatz von Protonenpumpenhemmern die Säureproduktion im Magen und damit den Verlust an sauren Valenzen. Eine Motilitätsstörung sollte immer auch reevaluiert werden, um behebbare Ursachen wie Briden oder eine Stenose nicht zu übersehen [98].

6.11 Nahrungsmittelallergien bei Kindern mit Kurzdarmsyndrom

Johannes Hilberath

Für Neugeborene wurde ein erhöhtes Risiko gegenüber Nahrungsproteinallergien nach darmchirurgischen Eingriffen beschrieben [99]. Kinder mit Kurzdarmsyndrom werden als Risikogruppe für die Entwicklung von Nahrungsmittelallergien und atopischen Erkrankungen diskutiert [100–102]. Die Pathophysiologie dieser Assoziation ist bislang nicht vollständig verstanden. Als mögliche beteiligte Faktoren werden eine erhöhte Permeabilität der Darmwand bei Störung der mukosalen Barriere, Dysbiose und bakterieller Fehlbesiedelung des Darms genannt [103]. In einer retrospektiven Analyse von 82 Kindern mit Kurzdarmsyndrom war der Nachweis einer ösophagealen bzw. intestinalen Eosinophilie mit dem Auftreten einer Allergie oder Atopie assoziiert [103].

Nahrungsmittelallergien stellen ebenso wie nicht immunmediierte Intoleranzen, eosinophile gastrointestinale Erkrankungen und sekundäre Formen der Kohlenhydratfehlverdauung bei Kindern mit Kurzdarmsyndrom eine diagnostische Herausforderung dar: Insbesondere bei führend gastrointestinalem Beschwerdebild kann die Abgrenzung zu den Symptomen der Grunderkrankung schwierig sein. Symptome der Kuhmilchallergie können beispielsweise u. a. Erbrechen, blutigschleimige Stuhlgänge, Enterokolitis, Dermatitis/atopisches Ekzem, periorale Schwellung, Urtikaria oder Juckreiz sein. Nicht nur bei begleitenden extraintestinalen Symptomen sollte daher an die Möglichkeit einer Intoleranz bzw. Allergie gedacht werden.

Eine detaillierte (Familien-)Anamnese inklusive Symptomen, möglichen Auslösern, Begleitfaktoren und Reproduzierbarkeit sollte bei Verdacht erfolgen. Ein Ereignistagebuch mit Ernährungsprotokoll kann hilfreiche Hinweise liefern. Diagnostische Tests inklusive Eliminationsdiät und Provokation erfolgt bei Kindern mit Kurzdarmsyndrom analog zum Vorgehen bei gesunden Kindern.

Zur Prävention von Allergien wird auch für Neugeborene und junge Säuglinge mit Kurzdarmsyndrom die Ernährung mit Muttermilch empfohlen [104].

Literatur

1. Laffolie J de, Naim HY, Rudloff S, Zimmer K-P (2018) Starch tolerance and the short bowel. J Pediatr Gastroenterol Nutr 66(Suppl 3):S68–S71. https://doi.org/10.1097/MPG.0000000000001962
2. Kasper H (2014) Ernährungsmedizin und Diätetik, 2. Aufl. Elsevier/Urban & Fischer, München
3. Zirn A (2017) Ernährung von Kindern mit Kurzdarmsyndrom. Schweiz Z Ernährungsmed :21–23, 1/2017
4. Schlieper CA (2010) Grundfragen der Ernährung. Büchner, Hamburg
5. Höfler E, Sprengart P (2018) Praktische Diätetik. Grundlagen, Ziele und Umsetzung der Ernährungstherapie, 2. Aufl. Wissenschaftliche Verlagsgesellschaft, Stuttgart
6. Olieman J, Kastelijn W (2020) Nutritional feeding strategies in pediatric intestinal failure. Nutrients 12(1). https://doi.org/10.3390/nu12010177
7. Ziegler TR, Cole CR (2007) Small bowel bacterial overgrowth in adults: a potential contributor to intestinal failure. Curr Gastroenterol Rep 9(6):463–467. https://doi.org/10.1007/s11894-007-0060-x
8. Pawłowska K, Umławska W, Iwańczak B (2015) Prevalence of lactose malabsorption and lactose intolerance in pediatric patients with selected gastrointestinal diseases. Adv Clin Exp Med 24(5):863–871. https://doi.org/10.17219/acem/26337
9. Stange EF (2015) Entzündliche Darmerkrankungen: Klinik, Diagnostik und Therapie. Schattauer
10. Dorfschmid M, Sinik-Agan C (2017) Darmversagen – Ernährungstherapie beim Kurzdarmsyndrom. Schweiz Z Ernährungsmed 1:10–18
11. Krawinkel MB, Scholz D, Busch A, Kohl M, Wessel LM, Zimmer K-P (2012) Chronic intestinal failure in children. Dtsch Arztebl Int 109(22–23):409–415. https://doi.org/10.3238/arztebl.2012.0409
12. Slavin J (2013) Fiber and prebiotics: mechanisms and health benefits. Nutrients 5(4):1417–1435. https://doi.org/10.3390/nu5041417

13. Schulze-Lohmann P (2012) Ballaststoffe. Grundlagen – präventives Potential – Empfehlungen für die Lebensmittelauswahl. ErnährungsUmschau 7:408–417
14. Fachgesellschaft für Ernährungstherapie und Prävention (2024) Ballaststoffe: Das unsichtbare Kraftpaket in unserer Ernährung. https://fet-ev.eu/ballaststoffe/
15. Kasper H (2021) Ernährungsmedizin und Diätetik, 13. Aufl. Elsevier/Urban & Fischer, München
16. Ströhle A, Wolters M, Hahn A (2018) Präventives Potenzial von Ballaststoffen – Ernährungsphysiologie und Epidemiologie. Aktuel Ernahrungsmed 43(03):179–200. https://doi.org/10.1055/s-0044-101812
17. Harvie ML, Norris MAT, Sevilla WMA (2018) Soluble fiber use in pediatric short bowel syndrome: a survey on prevailing practices. Nutr Clin Pract 33(4):539–544. https://doi.org/10.1002/ncp.10089
18. Atia A, Girard-Pipau F, Hébuterne X, Spies WG, Guardiola A, Ahn CW, Fryer J, Xue F, Rammohan M, Sumague M, Englyst K, Buchman AL (2011) Macronutrient absorption characteristics in humans with short bowel syndrome and jejunocolonic anastomosis: starch is the most important carbohydrate substrate, although pectin supplementation may modestly enhance short chain fatty acid production and fluid absorption. JPEN J Parenter Enteral Nutr 35(2):229–240. https://doi.org/10.1177/0148607110378410
19. Gosselin KB, Duggan C (2014) Enteral nutrition in the management of pediatric intestinal failure. J Pediatr 165(6):1085–1090. https://doi.org/10.1016/j.jpeds.2014.08.012
20. Qin J, Li R, Raes J et al (2010) A human gut microbial gene catalogue established by metagenomic sequencing. Nature 464(7285):59–65. https://doi.org/10.1038/nature08821
21. Crocetti D, Velluti F, La Torre V, Orsi E, de Anna L, La Torre F (2014) Psyllium fiber food supplement in the management of stoma patients: results of a comparative prospective study. Tech Coloproctol 18(6):595–596. https://doi.org/10.1007/s10151-013-0983-1
22. Luo BW, Liang NL, Townsend JA, Lo ECM, Chu CH, Duangthip D (2024) Sugar substitutes on caries prevention in permanent teeth among children and adolescents: a systematic review and meta-analysis. J Dent 146:105069. https://doi.org/10.1016/j.jdent.2024.105069
23. Verbraucherzentrale (2024) Süßungsmittel: Was sind Süßstoffe und Zuckeraustauschstoffe? https://www.verbraucherzentrale.de/wissen/lebensmittel/kennzeichnung-und-inhaltsstoffe/suessungsmittel-was-sind-suessstoffe-und-zuckeraustauschstoffe-81624#:~:text=S%C3%BC%C3%9Fungsmittel%20verursachen%20keine%20Karies%2C%20sind,mit%20Gewichtsproblemen%20immer%20wieder%20diskutiert. Zugegriffen am 22.10.2024
24. U.S. Food & Drug Administration (2024) Aspartame and other sweeteners in food. https://www.fda.gov/food/food-additives-petitions/aspartame-and-other-sweeteners-food
25. Spencer M, Gupta A, van Dam L, Shannon C, Menees S, Chey WD (2016) Artificial sweeteners: A systematic review and primer for gastroenterologists. J Neurogastroenterol Motil 22(2):168–180. https://doi.org/10.5056/jnm15206
26. Mendoza-Martínez VM, Zavala-Solares MR, Espinosa-Flores AJ, León-Barrera KL, Alcántara-Suárez R, Carrillo-Ruíz JD, Escobedo G, Roldan-Valadez E, Esquivel-Velázquez M, Meléndez-Mier G, Bueno-Hernández N (2022) Is a non-caloric sweetener-free diet good to treat functional gastrointestinal disorder symptoms? A randomized controlled trial. Nutrients 14(5). https://doi.org/10.3390/nu14051095
27. Witkowski M, Nemet I, Alamri H, Wilcox J, Gupta N, Nimer N, Haghikia A, Li XS, Wu Y, Saha PP, Demuth I, König M, Steinhagen-Thiessen E, Cajka T, Fiehn O, Landmesser U, Tang WHW, Hazen SL (2023) The artificial sweetener erythritol and cardiovascular event risk. Nat Med 29(3):710–718. https://doi.org/10.1038/s41591-023-02223-9
28. Mihatsch WA, Braegger C, Bronsky J et al (2018) ESPGHAN/ESPEN/ESPR/CSPEN guidelines on pediatric parenteral nutrition. Clin Nutr 37(6 Pt B):2303–2305. https://doi.org/10.1016/j.clnu.2018.05.029
29. Byrne TA, Wilmore DW, Iyer K, Dibaise J, Clancy K, Robinson MK, Chang P, Gertner JM, Lautz D (2005) Growth hormone, glutamine, and an optimal diet reduces parenteral nutrition in patients with short bowel syndrome: a prospective, randomized, placebo-controlled, double-

blind clinical trial. Ann Surg 242(5):655–661. https://doi.org/10.1097/01.sla.0000186479.53295.14
30. Roberts K, Shah ND, Parrish CR, Wall E (2023) Navigating nutrition and hydration care in the adult patient with short bowel syndrome. Nutr Clin Pract 38(Suppl 1):S59–S75. https://doi.org/10.1002/ncp.10951
31. Goulet O, Olieman J, Ksiazyk J, Spolidoro J, Tibboe D, Köhler H, Yagci RV, Falconer J, Grimble G, Beattie RM (2013) Neonatal short bowel syndrome as a model of intestinal failure: physiological background for enteral feeding. Clin Nutr 32(2):162–171. https://doi.org/10.1016/j.clnu.2012.09.007
32. Ksiazyk J, Piena M, Kierkus J, Lyszkowska M (2002) Hydrolyzed versus nonhydrolyzed protein diet in short bowel syndrome in children. J Pediatr Gastroenterol Nutr 35(5):615–618. https://doi.org/10.1097/00005176-200211000-00005
33. Sukhotnik I, Levi R, Moran-Lev H (2023) Impact of dietary protein on the management of pediatric short bowel syndrome. Nutrients 15(13). https://doi.org/10.3390/nu15132826
34. Mok E, Hankard R (2011) Glutamine supplementation in sick children: is it beneficial? J Nutr Metab 2011:617597. https://doi.org/10.1155/2011/617597
35. Raschka C, Ruf S (2024) Muskelaufbau/-regeneration und die Rolle der Proteine. Sports Orthopaed Traumatol 40(3):218–224. https://doi.org/10.1016/j.orthtr.2024.05.008
36. König D, Carlsohn A, Braun H, Großhauser M, Lampen A, Mosler S, Nieß A, Schäbethal K, Schek A, Virmani K, Ziegenhagen R, Heseker H (2020) Proteinzufuhr im Sport. Positionspapier der Arbeitsgruppe Sporternährung der Deutschen Gesellschaft für Ernährung e. V. (DGE). ErnährungsUmschau:132–139, 7/2020
37. Messina M, Lynch H, Dickinson JM, Reed KE (2018) No difference between the effects of supplementing with soy protein versus animal protein on gains in muscle mass and strength in response to resistance exercise. Int J Sport Nutr Exerc Metab 28(6):674–685. https://doi.org/10.1123/ijsnem.2018-0071
38. Edler J, Eisenberger AM, Hütterer E, Pfeifer J, Hammer HF (2004) Das Kurzdarmsyndrom – Teil 3: Ernährungsmedizinische und medikamentöse Therapie. J Gastroenterol Hepatol Erkr 2(2):27–35
39. Reinhardt T, Nicolai T, Zimmer K-P (Hrsg) (2014, 1976) Therapie der Krankheiten im Kindes- und Jugendalter, 9. Aufl. Springer, Berlin/Heidelberg
40. Köhler JP (2015) Intrazellulärer Fettstoffwechsel und Störung der β-Oxidation. In: Lehnert H, Schellong SM, Mössner J, Sieber CC, Swoboda W, Neubauer A, Kemkes-Matthes B, Manns MP, Rupp J, Hasenfuß G, Floege J, Hallek M, Welte T, Lerch M, Märker-Hermann E, Weilemann LS (Hrsg) SpringerReference Innere Medizin. Springer, Berlin/Heidelberg, S 1–8
41. Raman M, Almutairdi A, Mulesa L, Alberda C, Beattie C, Gramlich L (2017) Parenteral nutrition and lipids. Nutrients 9(4). https://doi.org/10.3390/nu9040388
42. Chandra R, Kesavan A (2018) Current treatment paradigms in pediatric short bowel syndrome. Clin J Gastroenterol 11(2):103–112. https://doi.org/10.1007/s12328-017-0811-7
43. Fachgesellschaft für Ernährungstherapie und Prävention (2024) Mittelkettige Fettsäuren: Vorteile und Anwendungsbereiche. https://fet-ev.eu/mittelkettige-fettsaeuren/
44. Bundesinstitut für Risikobewertung (2024) Gesundheitliche Bewertung von Fettsäuren. https://www.bfr.bund.de/de/gesundheitliche_bewertung_von_fettsaeuren-54422.html. Zugegriffen am 22.10.2024
45. Deutsche Gesellschaft für Ernährung e. V. (DGE) (2020) DGE-Beratungsstandards. DGE, Bonn
46. Hofmann L (2017) Update Fette: Bedeutung für Ernährung und Gesundheit. Ernährung im Fokus
47. Silbernagl S, Despopoulos A, Draguhn A (2018) Taschenatlas Physiologie. Thieme, Stuttgart
48. Riemann JF, Fischbach W, Galle PR, Mössner J (2008) Gastroenterologie in Klinik und Praxis. Thieme, Stuttgart
49. Berger S, Traub J (2020) Ernährungsmedizinische Aspekte beim Kurzdarmsyndrom. Aktuel Ernahrungsmed 45(06):430–434. https://doi.org/10.1055/a-1126-4210

50. Stehle P (2021) Bedarf – Energie, Makro- und Mikronährstoffe. In: Plauth M (Hrsg) Ernährungsmedizin in der Gastroenterologie. De Gruyter, S 53–68
51. Feng H, Zhang T, Yan W, Lu L, Tao Y, Cai W, Wang Y (2020) Micronutrient deficiencies in pediatric short bowel syndrome: a 10-year review from an intestinal rehabilitation center in China. Pediatr Surg Int 36(12):1481–1487. https://doi.org/10.1007/s00383-020-04764-3
52. Yang CJ, Duro D, Zurakowski D, Lee M, Jaksic T, Duggan C (2011) High prevalence of multiple micronutrient deficiencies in children with intestinal failure: a longitudinal study. J Pediatr 159(1):39–44.e1. https://doi.org/10.1016/j.jpeds.2010.12.049
53. Krenitsky J (2016) Management of trace elements in short bowel syndrome. In: DiBaise JK, Parrish CR, Thompson JS (Hrsg) Short bowel syndrome. Practical approach to management. CRC Press/Taylor & Francis Group, Boca Raton, S 171–182
54. Sundaram A, Koutkia P, Apovian CM (2002) Nutritional management of short bowel syndrome in adults. J Clin Gastroenterol 34(3):207–220. https://doi.org/10.1097/00004836-200203000-00003
55. Jochum F, Krohn K, Kohl M, Loui A, Nomayo A, Koletzko B (2014) S3-Leitlinie der Deutschen Gesellschaft für Ernährungsmedizin (DGEM) in Zusammenarbeit mit der Gesellschaft für klinische Ernährung der Schweiz (GESKES), der Österreichischen Arbeitsgemeinschaft für klinische Ernährung (AKE), die Deutsche Gesellschaft für Kinder- und Jugendmedizin (DGKJ) und die Gesellschaft für Neonatologie und pädiatrische Intensivmedizin (GNPI). Aktuel Ernahrungsmed 39(04):e99–e147. https://doi.org/10.1055/s-0034-1370222
56. Embleton ND, Jennifer Moltu S, Lapillonne A, van den Akker CHP, Carnielli V, Fusch C, Gerasimidis K, van Goudoever JB, Haiden N, Iacobelli S, Johnson MJ, Meyer S, Mihatsch W, Pipaon MS de, Rigo J, Zachariassen G, Bronsky J, Indrio F, Köglmeier J, Koning B de, Norsa L, Verduci E, Domellöf M (2023) Enteral nutrition in preterm infants (2022): a position paper from the ESPGHAN Committee on Nutrition and Invited Experts. J Pediatr Gastroenterol Nutr 76(2):248–268. doi:https://doi.org/10.1097/MPG.0000000000003642
57. Ankar A, Kumar A (2024) StatPearls. Vitamin B12 Deficiency. StatPearls Publishing, Treasure Island (FL)
58. Herrmann W, Obeid R (2008) Causes and early diagnosis of vitamin B12 deficiency. Dtsch Arztebl Int 105(40):680–685. https://doi.org/10.3238/arztebl.2008.0680
59. Lamprecht G (2017) Rostocker Manual Kurzdarmsyndrom. https://www.dgem.de/sites/default/files/PDFs/Leitlinien/Rostocker%20Manual%20Kurzdarmsyndrom.pdf. Zugegriffen am 21.10.2024
60. Collins JE, Rolles CJ, Sutton H, Ackery D (1984) Vitamin B12 absorption after necrotizing enterocolitis. Arch Dis Child 59(8):731–734. https://doi.org/10.1136/adc.59.8.731
61. Peroni DG, Trambusti I, Di Cicco ME, Nuzzi G (2020) Vitamin D in pediatric health and disease. Pediatr Allergy Immunol 31(Suppl 24):54–57. https://doi.org/10.1111/pai.13154
62. Lepus CA, Samela K, Emerick KM, Mokha JS (2021) Vitamin D status in children with intestinal failure who have achieved enteral autonomy. Nutr Clin Pract 36(6):1284–1289. https://doi.org/10.1002/ncp.10685
63. Namjoshi SS, Muradian S, Bechtold H, Reyen L, Venick RS, Marcus EA, Vargas JH, Wozniak LJ (2018) Nutrition deficiencies in children with intestinal failure receiving chronic parenteral nutrition. JPEN J Parenter Enteral Nutr 42(2):427–435. https://doi.org/10.1177/0148607117690528
64. Krebs NF (2000) Overview of zinc absorption and excretion in the human gastrointestinal tract. J Nutr 130(5S Suppl):1374S–1377S. https://doi.org/10.1093/jn/130.5.1374S
65. Lee HH, Prasad AS, Brewer GJ, Owyang C (1989) Zinc absorption in human small intestine. Am J Physiol 256(1 Pt 1):G87–G91. https://doi.org/10.1152/ajpgi.1989.256.1.G87
66. Biesalski H-K (2024) Vitamine, Spurenelemente und Minerale. Indikation, Diagnostik, Therapie, 3. Aufl. Thieme, Stuttgart/New York
67. Jørgensen LH, Sørensen MD, Lauridsen MM, Rasmussen LM, Alfiler RM, Iversen VN, Schaffalitzky de Muckadell OB (2022) Albumin-corrected Zn and available free Zn-binding capacity as indicators of Zn status – potential for clinical implementation. Scand J Clin Lab Invest 82(4):261–266. https://doi.org/10.1080/00365513.2022.2064764

68. Uauy R, Olivares M, Gonzalez M (1998) Essentiality of copper in humans. Am J Clin Nutr 67(5 Suppl):952S–959S. https://doi.org/10.1093/ajcn/67.5.952S
69. Lamprecht G, Pape U-F, Witte M, Pascher A (2014) S3-Leitlinie der Deutschen Gesellschaft für Ernährungsmedizin e. V. in Zusammenarbeit mit der AKE, der GESKES und der DGVS: Klinische Ernährung in der Gastroenterologie (Teil 3) – Chronisches Darmversagen. Aktuel Ernahrungsmed 39(02):e57–e71. https://doi.org/10.1055/s-0034-1369922
70. Domellöf M, Szitanyi P, Simchowitz V, Franz A, Mimouni F (2018) ESPGHAN/ESPEN/ESPR/CSPEN guidelines on pediatric parenteral nutrition: Iron and trace minerals. Clin Nutr 37(6 Pt B):2354–2359. https://doi.org/10.1016/j.clnu.2018.06.949
71. Guerrerio AL, Mattis L, Conner KG, Hampsey J, Stasinopoulos DM, DeJong R, Boctor EM, Sheth S, Hamper UM, Scheimann AO (2011) Oral choline supplementation in children with intestinal failure. J Pediatr Gastroenterol Nutr 53(1):115–119. https://doi.org/10.1097/MPG.0b013e31821404d4
72. EFSA Panel on Dietetic Products, Nutrition and Allergies (2016) Dietary Reference Values for choline. EFS2 14(8). https://doi.org/10.2903/j.efsa.2016.4484
73. National Academies Press (US) (1998) Dietary reference intakes for thiamin, riboflavin, niacin, vitamin B6, folate, vitamin B12, pantothenic acid, biotin, and choline. Washington (DC)
74. Shronts EP (1997) Essential nature of choline with implications for total parenteral nutrition. J Am Diet Assoc 97(6):639–46, 649; quiz 647–8. https://doi.org/10.1016/S0002-8223(97)00161-2
75. Chen AH, Innis SM, Davidson AGF, James SJ (2005) Phosphatidylcholine and lysophosphatidylcholine excretion is increased in children with cystic fibrosis and is associated with plasma homocysteine, S-adenosylhomocysteine, and S-adenosylmethionine. Am J Clin Nutr 81(3):686–691. https://doi.org/10.1093/ajcn/81.3.686
76. van de Peppel IP, Bodewes FAJA, Verkade HJ, Jonker JW (2019) Bile acid homeostasis in gastrointestinal and metabolic complications of cystic fibrosis. J Cyst Fibros 18(3):313–320. https://doi.org/10.1016/j.jcf.2018.08.009
77. Bernhard W, Böckmann KA, Minarski M, Wiechers C, Busch A, Bach D, Poets CF, Franz AR (2024) Evidence and perspectives for choline supplementation during parenteral nutrition – a narrative review. Nutrients 16(12). https://doi.org/10.3390/nu16121873
78. Whelan K, Martin LD, Staudacher HM, Lomer MCE (2018) The low FODMAP diet in the management of irritable bowel syndrome: an evidence-based review of FODMAP restriction, reintroduction and personalisation in clinical practice. J Hum Nutr Diet 31(2):239–255. https://doi.org/10.1111/jhn.12530
79. Gibson PR, Shepherd SJ (2005) Personal view: food for thought-western lifestyle and susceptibility to Crohn's disease. The FODMAP hypothesis. Aliment Pharmacol Ther 21(12):1399–1409. https://doi.org/10.1111/j.1365-2036.2005.02506.x
80. Edlinger E, Schilling B (2017) Die FODMAP-Ernährungstherapie bei funktionellen Darmerkrankungen. Ernähr Med 32(03):117–118. https://doi.org/10.1055/s-0043-116302
81. O'Brien L, Kasti A, Halmos EP, Tuck C, Varney J (2024) Evolution, adaptation, and new applications of the FODMAP diet. JGH Open 8(5):e13066. https://doi.org/10.1002/jgh3.13066
82. van den Houte K, Colomier E, Routhiaux K, Mariën Z, Schol J, van den Bergh J, Vanderstappen J, Pauwels N, Joos A, Arts J, Caenepeel P, de Clerck F, Matthys C, Meulemans A, Jones M, Vanuytsel T, Carbone F, Tack J (2024) Efficacy and findings of a blinded randomized reintroduction phase for the low FODMAP diet in irritable bowel syndrome. Gastroenterology 167(2):333–342. https://doi.org/10.1053/j.gastro.2024.02.008
83. Vavricka S, Wilhelmi M (2015) Wenn Obst und Gemüse „Bauchschmerzen" machen – die FODMAP-Hypothese. Schweiz Z Ernährungsmed:34–37, 4/2015
84. Staudacher HM (2017) Nutritional, microbiological and psychosocial implications of the low FODMAP diet. J Gastroenterol Hepatol 32((Suppl 1)):16–19. https://doi.org/10.1111/jgh.13688
85. Buderus S, Enninger A (2016) FODMAP-arme Diät: die Lösung für alle Bauchprobleme? Pädiatrie 28(S1):42–47. https://doi.org/10.1007/s15014-016-0791-y

86. Wall E (2020) ORS: The Solutions to Optimize Hydration in Short Bowel Syndrome. Pract Gastroenterol 196:24–31
87. Lauverjat M, Hadj Aissa A, Vanhems P, Boulétreau P, Fouque D, Chambrier C (2006) Chronic dehydration may impair renal function in patients with chronic intestinal failure on long-term parenteral nutrition. Clin Nutr 25(1):75–81. https://doi.org/10.1016/j.clnu.2005.09.010
88. Nißle D (2001) Ernährungstherapie bei Stoma-Anlage. Aktuel Ernahrungsmed 26(01):26–29. https://doi.org/10.1055/s-2001-11575
89. Hauner H, Beyer-Reiners E, Bischoff G, Breidenassel C, Ferschke M, Gebhardt A, Holzapfel C, Lambeck A, Meteling-Eeken M, Paul C, Rubin D, Schütz T, Volkert D, Wechsler J, Wolfram G, Adam O (2019) Leitfaden Ernährungstherapie in Klinik und Praxis (LEKuP). Aktuel Ernahrungsmed 44(06):384–419. https://doi.org/10.1055/a-1030-5207
90. Johnson E, Vu L, Matarese LE (2018) Bacteria, Bones, and Stones: managing complications of short bowel syndrome. Nutr Clin Pract 33(4):454–466. https://doi.org/10.1002/ncp.10113
91. Desenclos J, Forté V, Clément C, Daudon M, Letavernier E (2024) Pathophysiology and management of enteric hyperoxaluria. Clin Res Hepatol Gastroenterol 48(5):102322. https://doi.org/10.1016/j.clinre.2024.102322
92. Messmann H (Hrsg) (2021) Klinische Gastroenterologie, 2. Aufl. Thieme, Stuttgart/New York
93. Edler J, Eisenberger AM, Hammer HF, Hütterer E, Pfeifer J (2003) Behandlung des Kurzdarmsyndroms – Teil 1: Pathophysiologische Grundlagen und Symptome. J Gastroenterol Hepatol Erkr 1(2):19–23
94. Fachgesellschaft für Ernährungstherapie und Prävention (2024) Oxalsäure: Ein Navigationsleitfaden. https://fet-ev.eu/oxalsaeure
95. Vavricka S, Stelzer T (2017) Kurzdarmsyndrom: Physiologie und Pathophysiologie. Schweiz Z Ernährungsmed:6–9, 1/2017
96. Kowlgi NG, Chhabra L (2015) D-lactic acidosis: an underrecognized complication of short bowel syndrome. Gastroenterol Res Pract 2015:476215. https://doi.org/10.1155/2015/476215
97. Remund B, Yilmaz B, Sokollik C (2023) D-Lactate: implications for gastrointestinal diseases. Children (Basel) 10(6). https://doi.org/10.3390/children10060945
98. Tsvetkov D, Gollasch M (2022) Azidose und Alkalose. In: Suttorp N, Möckel M, Siegmund B, Dietel M (Hrsg) Harrisons innere Medizin, 20. Aufl. Thieme, Stuttgart/New York
99. Moschino L, Duci M, Fascetti Leon F, Bonadies L, Priante E, Baraldi E, Verlato G (2021) Optimizing nutritional strategies to prevent necrotizing enterocolitis and growth failure after bowel resection. Nutrients 13(2). https://doi.org/10.3390/nu13020340
100. Olieman JF, Penning C, Ijsselstijn H, Escher JC, Joosten KF, Hulst JM, Tibboel D (2010) Enteral nutrition in children with short-bowel syndrome: current evidence and recommendations for the clinician. J Am Diet Assoc 110(3):420–426. https://doi.org/10.1016/j.jada.2009.12.001
101. Goulet O, Abi Nader E, Pigneur B, Lambe C (2019) Short bowel syndrome as the leading cause of intestinal failure in early life: some insights into the management. Pediatr Gastroenterol Hepatol Nutr 22(4):303–329. https://doi.org/10.5223/pghn.2019.22.4.303
102. Diamanti A, Fiocchi AG, Capriati T, Panetta F, Pucci N, Bellucci F, Torre G (2015) Cow's milk allergy and neonatal short bowel syndrome: comorbidity or true association? Eur J Clin Nutr 69(1):102–106. https://doi.org/10.1038/ejcn.2014.156
103. Du N, Torres C (2024) Prevalence of eosinophilic gastrointestinal diseases in children with short bowel syndrome: a single center study. J Pediatr Gastroenterol Nutr 78(5):1149–1154. https://doi.org/10.1002/jpn3.12191
104. Raghu VK, Abdelhadi R, Garcia MA, McDonnell E, Mezoff E, Namjoshi SS (2023) Push and pull: the art of intestinal rehabilitation. JPEN J Parenter Enteral Nutr 47(8):960–962. https://doi.org/10.1002/jpen.2559

Teil III
Überwachung und Kontrolle der Ernährungstherapie bei Kurzdarmsyndrom

Das Monitoring stellt die Informationsgrundlage für eine erfolgreiche Ernährungstherapie dar. Letztlich sollen durch die Ernährungstherapie eine Mangelernährung vermieden und durch die Verbesserung der Darmfunktion Beschwerden gelindert und die Lebensqualität Betroffener verbessert werden. Im Rahmen des Monitorings werden Parameter wie das körperliche Wachstum und die Körperzusammensetzung, der klinische Zustand, die Ernährungszufuhr und -ausfuhr sowie laborchemische Kontrollen erfasst und laufend evaluiert. Dieser Teil bietet praxiserprobte Hilfen wie eine Übersicht über regelmäßig zu evaluierende Parameter sowie Ernährungstagebücher für die Pädiatrie sowie für die Erwachsenenmedizin. Des Weiteren bietet dieser Teil einen Einblick in ein mögliches Prozessmodell der Diätik für erwachsene Patienten mit Kurzdarmsyndrom, den German-Nutrition Care Process (G-NCP). Durch diesen kann die Umsetzung evidenzbasierter Leitlinien anhand der vier Hauptschritte Ernährungsassessment, Ernährungsdiagnose, Ernährungsintervention sowie Ernährungsüberwachung und -bewertung in der Praxis verbessert werden. Ergänzt wird dieser Teil durch ausführliche Dokumentationsbögen für den Einsatz am Patienten.

Monitoring der Ernährungstherapie bei pädiatrischem Kurzdarmsyndrom

7

Johannes Hilberath und Valerie Stolz

Inhaltsverzeichnis

7.1	Körperliches Wachstum und Körperzusammensetzung	98
7.2	Klinischer Zustand	99
7.3	Ernährungsprotokoll, Zufuhr und Ausfuhr	99
7.4	Laborchemische Kontrollen	102
7.5	Komplikationen und Beschwerden	104
Literatur		104

Das Ziel einer erfolgreichen Ernährungstherapie bei pädiatrischem Kurzdarmsyndrom, die enterale Autonomie, kann nur durch fortlaufende Optimierung verschiedener Parameter erreicht werden. Regelmäßige Anpassungen der oralen, enteralen und parenteralen Ernährung sind zudem notwendig, um den individuellen Bedürfnissen der Kinder hinsichtlich ihres Wachstums und der sozialen Herausforderungen gerecht zu werden. Die erforderliche Informationsgrundlage erhält das Behandlerteam durch ein umfangreiches Monitoring. Entscheidende Parameter zur Beurteilung der Ernährungstherapie werden im Folgenden aufgezeigt.

Eine erfolgreiche Ernährungstherapie hat durch die Verbesserung der Darmfunktion einen erheblichen Einfluss auf die Lebensqualität Betroffener [1]. Die gesundheitsbezogene Lebensqualität bewusst wahrzunehmen bzw. strukturiert zu erfassen und in das Management mit einzubeziehen, sollte im klinischen Alltag berücksichtig werden. Für pädiatrische Patienten stehen diesbezügliche Fragebögen zur Erfassung der Lebensqualität zur Verfügung (z. B. KINDL[R] [2]).

J. Hilberath (✉) · V. Stolz
Klinik für Kinder- und Jugendmedizin, Abteilung I, Universitätsklinikum Tübingen, Tübingen, Deutschland
e-mail: Johannes.Hilberath@med.uni-tuebingen.de; Valerie.Stolz@med.uni-tuebingen.de

© Der/die Autor(en), exklusiv lizenziert an Springer-Verlag GmbH, DE, ein Teil von Springer Nature 2025
J. Hilberath et al. (Hrsg.), *Kurzdarmsyndrom - Ernährungstherapie bei Kindern und Erwachsenen*, https://doi.org/10.1007/978-3-662-70596-4_7

7.1 Körperliches Wachstum und Körperzusammensetzung

Das körperliche Wachstum von Kindern mit Kurzdarmsyndrom wird anhand der gängigen Parameter Gewicht, Größe und Kopfumfang (bei Kindern unter 2 Lebensjahren) ermittelt und der Verlauf mittels aktueller Perzentilenkurven eingeordnet. Ebenso wie bei gesunden Kindern ist das Ziel ein zur Größe proportionales Gewicht und umgekehrt. Im Klinikalltag sollte das Gewicht in der Initialphase des Kurzdarmsyndroms täglich gemessen werden. Im Anschluss an eine stationäre Behandlung sollte die Kontrolle von Gewicht, Größe und Kopfumfang zunächst wöchentlich oder mindestens monatlich sowie bei jeder klinischen, ambulanten bzw. stationären Vorstellung überprüft werden. Bei stabilem Verlauf kann die Kontrolle bei älteren Kindern auf alle 3 Monate gestreckt werden. Die Anpassung der (parenteralen) Ernährung erfolgt entsprechend dem anhand von Gewicht und Größe ermittelten und altersangepassten Energiebedarf. Bei entscheidenden Veränderungen der Zusammensetzung der (parenteralen) Ernährung, insbesondere der Kalorienzufuhr, oder auch Einführung von Pausentagen von der parenteralen Ernährung sollten häufigere Kontrollen der anthropometrischen Daten erfolgen [3].

Für Kinder mit Kurzdarmsyndrom wurde eine veränderte Körperzusammensetzung beschrieben. In einer kürzlich veröffentlichten Studie bei Kindern mit chronischem Darmversagen und perzentilengerechtem Wachstum konnte gezeigt werden, dass diese Kinder eine höhere Fettmasse (*fat mass*, FM) und eine geringere fettfreie Masse (*fat-free mass*, FFM) im Vergleich zur gesunden Kontrollgruppe aufwiesen [4]. Außerdem konnte bei 26 % der Kinder eine verminderte Knochenmineralisation festgestellt werden. Dies unterstreicht die Bedeutung der Erfassung der Körperzusammensetzung in der klinischen Praxis, da die anthropometrischen Daten allein keine umfassende Beurteilung des körperlichen Zustands der Patienten erlauben.

Detailliertere Aussagen zur Qualität des Wachstums, Mangelernährung und Sarkopenie sind daher durch die Analyse der Körperzusammensetzung möglich. Zur Ermittlung der Körperzusammensetzung stehen beispielsweise die bioelektrische Impedanzanalyse (BIA), die Dual-Röntgen-Absorptiometrie (*dual-energy x-ray absorptiometry*, DEXA) sowie die Methode der Luftverdrängungs-Plethysmografie (*air-displacement plethysmography*, ADP) zur Verfügung.

Die BIA ist eine nichtinvasive, relativ günstige und portable Zwei-Kompartimenten-Methode (FM, FFM), welche über die Interpretation des Phasenwinkels - insbesondere als Verlaufsparameter - eine Einschätzung bzw. Beurteilung der Veränderung des Ernährungszustandes ermöglicht. Die Zuverlässigkeit der Ergebnisse bei pädiatrischen Patienten ist jedoch umstritten; womöglich da die Wachstumsgeschwindigkeit nicht in die Berechnungsgleichung mit einfließt [5, 6]. Bei der ADP-Methode können die zwei Kompartimente FM und FFM schnell und ohne Strahlenbelastung durch Bestimmung des Körpervolumens (verdrängtes Luftvolumen) und des Körpergewichts anhand alters- und geschlechtsspezifischer Gleichungen ermittelt werden [7]. Vorteilhaft für das Kollektiv der Kinder mit Kurzdarmsyndrom ist die Möglichkeit, das Gerät für eventuelle Fremdmaterialien wie zentralvenöse Venenkatheter zu kalibrieren [8]. Die DEXA kann im Vergleich zur ADP zusätzliche wertvolle Informationen zur Knochendichte/-mineralisation liefern und lässt sich ebenfalls schnell durchführen, geht jedoch mit (geringer) Strahlenbelastung einher. Mehrere Studien konnten das gehäufte Auftreten pathologischer Knochendichte bei Kindern mit Darmversagen zeigen, woraus sich die Empfehlung für ein Screening der Knochengesundheit bei pädiatrischem Darmversagen ergibt [9, 10]. Geschlechts- und alterskorrigierte Normwerte sind zu beachten.

Eine sehr einfache, ortsunabhängig durchführbare und günstige Methode zur Ermittlung der Körperzusammensetzung im Alltag ist die Messung des mittleren Oberarmumfangs und der Trizepshautfaltendicke. Regelmäßige Messungen alle 3–6 Monate liefern Hinweise auf die Entwicklung der Körperzusammensetzung und damit ein dynamisches Bild [3]. Die Methode ist aufgrund einer Untersuchervariabilität allerdings anfällig für fehlerhafte bzw. schwankende Ergebnisse, sodass trotz der Einfachheit eine exakte Schulung erforderlich ist.

▶ Zusammenfassend sind Parameter, die die Körperzusammensetzung eines Kindes mit Kurzdarmsyndrom reflektieren, erforderlich für das ernährungstherapeutische Management. Für die nichtinvasiven und strahlenfreien Methoden sind in der klinischen Praxis insbesondere die wiederholten Messungen im Verlauf hilfreich und punktuellen Bestimmungen überlegen.

7.2 Klinischer Zustand

Im Rahmen der ernährungsmedizinischen Anamnese wird der allgemeine klinische Zustand erfasst und ernährungsrelevante Symptome wie Übelkeit, Erbrechen, Meteorismus, Diarrhö, Stuhlkonsistenz- und -zusammensetzung sowie Bauchschmerzen abgefragt [11]. Diese Beschwerden können Zeichen einer kurzdarmspezifischen Fehlernährung oder Überfütterung sein und sind daher relevant für das weitere ernährungsmedizinische Vorgehen [12]. Auch das Ausmaß von sportlicher Betätigung und Bewegung im Alltag soll abgefragt und gegebenenfalls gezielt gefördert werden. Kinder mit Darmversagen stellen eine Risikogruppe für ungünstig veränderte Körperzusammensetzung und verringerte körperliche Aktivität dar [QUELLE: Yanchis D et al. JPGN 2023;77:558-564. doi: 10.1097/MPG.0000000000003884].

7.3 Ernährungsprotokoll, Zufuhr und Ausfuhr

Das Monitoring und letztlich die Evaluation der oralen und enteralen Ernährung erfolgt anhand von Ernährungsprotokollen [11]. Ein in der Praxis eingesetztes Ernährungsprotokoll kann Abb. 7.1 entnommen werden. Es ist zu erwarten, dass zukünftig digitale Anwendungen unter Nutzung künstlicher Intelligenz die Analyse von Mahlzeiten weiter vereinfachen werden.

▶ **Praxistipp** Die Auswertung von Ernährungsprotokollen stellt im klinischen Alltag teilweise eine Herausforderung dar. Die Wiegemethode ist sehr aufwendig, bei gekochten Gerichten teilweise schlecht durchführbar und erfordert eine hohe Compliance der Patienten bzw. der Eltern.

Eine regelmäßige Durchführung von genauen Ernährungsprotokollen über wenige Tage (z. B. 2–3 Tage) zeigt in der Praxis gute Erfolge. Eine einfache Variante zur Überprüfung der Lebensmittelauswahl und Mahlzeitengröße sind Fotoprotokolle. Diese sind im Alltag auch schon für junge Patienten durchführbar und reichen häufig aus, um Diätfehler zu entdecken.

Ernährungsprotokoll / Ernährungstagebuch: _____ | Datum: _____ | Tag ___ von ___

Uhrzeit / Mahlzeit	Speisen Lebensmittel, inklusive Zusätze und Sondennahrung	Menge	Trinken Getränke, inklusive sondierte Getränke	Menge	Wo (z.B. zu Hause, Kindergarten, Schule, Restaurant)?	Stuhlgang, Erbrechen, Bauchweh, Blähungen? Veränderungen?	Bemerkungen (z.B. heißer Tag, körperliche/seelische Anstrengung, Stress, Feier/Party, Urlaub, fit, zufrieden, frustriert ...)

Parenterale Ernährung: Verabreichtes Volumen _____. Laufzeit in Stunden bzw. Uhrzeit von wann bis wann _____

Falls zutreffend, **Nahrungssondierung über Sonde:** Über welche Zeit bei Bolusgaben bzw. bei Dauersondierung? Bolus: _____; Dauersondierung: _____

Welche Medikamente, Vitamin- und Mineralstoffpräparate werden täglich eingenommen?

Bitte den Namen des Präparats sowie die tägliche Dosierung angeben:

_____   _____
_____   _____
_____   _____
_____   _____

Anleitung Ernährungsprotokoll – Worauf es ankommt

- Bitte wiegen Sie möglichst alles konsequent ab und schreiben Sie alles auf, was gegessen oder sondiert und was getrunken wird, auch den kleinen Happen oder Schluck zwischendurch.
- Führen Sie das Protokoll über 3 Tage, wenn Ihnen nichts anderes gesagt wurde. Günstig sind 2 normale Wochentage und 1 Wochenendtag.
- Bitte alle verwendeten Nahrungsmittel/Getränke abwiegen und aufschreiben. Bitte nicht nur „belegtes Brot" notieren, sondern beispielsweise:
    - 60 g Vollkornbrot, 30 g Margarine, 60 g Schnittkäse 45 % Fett i. Tr.
    - Bei verpackten Lebensmitteln bitte die Mengenangaben aufschreiben; z. B. 150 g Fruchtquark, 10 % Fett; 25 g Müsliriegel.
    - Bei Speisen, die für die ganze Familie zubereitet werden, geben Sie bitte das Rezept an; tragen Sie anschließend bitte nur die tatsächlich gegessene Menge in g oder ml ein.
        - Sollten Sie keine Waage zur Hand haben, können Sie sich mit Haushaltsmengen behelfen, z. B. Teelöffel (TL), gestrichen oder gehäuft; Esslöffel (EL), gestrichen oder gehäuft; 1 Tasse (TS) entspricht etwa 150 ml; 1 Glas entspricht etwa 200 ml; 1 Scheibe (Sch.): Geben Sie die ungefähre Größe in cm an.

Notieren Sie die genaue Beschreibung aller Nahrungsmittel, z. B. Markenname, Fettstufe, Sorten (nicht nur „Wurst", sondern Salami, Schinken ...). Bei Fertigprodukten geben Sie bitte die Nährwertanalyse oder die leere Verpackung mit. Sollten Sie keine Möglichkeit zur Mengen-/Nährstoffangabe haben, machen Sie bitte ein Foto der Mahlzeit (ggf. mit dem Hinweis, wie viel davon gegessen wurde, bzw. einem zweiten Foto) und senden Sie uns dies zu.

Abb. 7.1 Praxisvorlage eines Ernährungsprotokolls mit Erläuterungen und Anleitung

Die Zusammensetzung, das Volumen sowie die Verteilung der Mahlzeiten wird anhand des Ernährungsprotokolls überprüft und entsprechend optimiert. Je nach aktuellem Stand des Patienten – steht etwa der erste Pausentag der parenteralen Ernährung bevor oder sogar die Entwöhnung von dieser – unterscheidet sich das Vorgehen. Die optimale Herangehensweise wird unter Experten nach wie vor diskutiert und wurde in Kap. 4 eingehend besprochen (s. Abschn. 4.1, 4.2 und 4.3) [13].

Der Energie- und Nährstoffbedarf der Patienten wird zunächst anhand gängiger nationaler und internationaler Referenzwerte ermittelt [14]. Der tatsächliche Bedarf des Patienten hängt von vielen Faktoren ab (s. Abschn. 4.2) und muss daher individuell ermittelt und beachtet werden.

Die Beurteilung des Stuhls im Rahmen einer Stuhlvisite ist entscheidend, um Malassimilationssymptome erkennen und diesen entsprechend entgegenwirken zu können. Neben der Frage nach Frequenz und Volumen des Stuhls erfolgt eine optische Bewertung hinsichtlich Farbe, Konsistenz und Geruch [11]. Im weiteren Verlauf können unterschiedliche Stuhlanalysen helfen, Symptome zu differenzieren [15].

Eine Kohlenhydratmalabsorption kann mittels Stuhl-pH-Wert ermittelt werden. Die bakterielle Vergärung von nicht resorbierten Zuckern im Kolon zu kurzkettigen Fettsäuren und Laktat führt zu einem erhöhten Gehalt an organischen Säuren im Stuhl. Daraus resultiert ein verminderter pH-Wert des Stuhls. Säuglinge weisen niedrige pH-Werte von bis zu 4,5 auf, insbesondere bei Muttermilchernährung. Kinder weisen pH-Werte zwischen 6,5 bis 7,5 auf, wobei ein pH-Wert von < 5,5 auffällig ist und Hinweis auf eine Kohlenhydratmalabsorption liefern kann [15].

Ergänzend zur Stuhl-pH-Wert-Messung kann die Bestimmung reduzierender Substanzen (Clinitest) in der Malabsorptionsdiagnostik eingesetzt werden. Die Reagenzien in Tablettenform hierfür werden im Weinhandel bezogen. Beim Clinitest werden reduzierende Zucker identifiziert, während nicht reduzierende Zucker und Zuckeralkohole einer erweiterten Diagnostik verlangen. Medikamente wie Penicilline oder Cephalosporine sowie Vitamin C können falsch positive Ergebnisse verursachen, während eine lange Lagerung der Probe vor der Analyse falsch negative Ergebnisse verursacht. Neugeborene, insbesondere unter Muttermilchernährung, sowie Kinder nach Kolektomie weisen Werte von 0,5 % und höher auf, was bei älteren Kindern als pathologisch gilt [15].

Die Frage nach dem Absinken des Stuhls in der Toilette oder auch dem Stuhlverhalten in der Windel gibt mögliche Hinweise auf eine Pankreasinsuffizienz, ist jedoch subjektiv und nicht verlässlich. Infolge der funktionellen Einschränkung der Pankreassekretion durch Abnahme der Bikarbonatkonzentration und von Verdauungsenzymen tritt Maldigestion und Steatorrhoe auf. Im Rahmen der Diagnostik auf Pankreasinsuffizienz wird die Bestimmung der pankreatischen Elastase im klinischen Alltag durchgeführt. Der Normalbereich liegt bei > 200 µg/g Stuhl, wobei normale Werte eine exokrine Pankreasinsuffizienz nicht ausschließen. Diarrhö führt häufig zu falsch positiven Ergebnissen [15].

Die Differenzierung, ob es sich bei oben schwimmendem Stuhl um einen sehr gasreichen Stuhl oder Steatorrhoe handelt, bedarf weiterer Diagnostik im Rahmen einer Stuhlfettanalyse [11]. Hierzu wird an 3 aufeinanderfolgenden Tagen über 24 h

Stuhl gesammelt. Es erfolgt die Messung der Fett-Clearance, wobei die zugeführte Menge an Nahrungsfett berücksichtigt werden muss. Die Fehleranfälligkeit ist recht hoch: So führen Sammelfehler und fettreduzierte Kost zu falsch negativen sowie Diarrhö zu falsch positiven Befunden. Eine Fettausscheidung von > 5 g/Tag zeigt eine ausgeprägte Pankreasinsuffizienz an [15].

In der Praxis kann die probatorische Gabe von Pankreasenzymen versucht werden [16]. Kinder mit anhaltender Diarrhö und Malabsorption können individuell von einer niedrigeren Frequenz und verbesserten Konsistenz der Stühle sowie einer verbesserten Resorption der Nährstoffe profitieren. Dies muss bei ungenügender Evidenz jedoch im Einzelfall entschieden und der mögliche Therapieeffekt überprüft werden.

Das Monitoring der Hydrierung erfolgt über dezidierte Fragen bezüglich der Urinausscheidung. Bei Säuglingen und kleinen Kindern ist die Anzahl an nassen Windeln ein Anhaltspunkt, während größere Kinder über die Regelmäßigkeit der Toilettengänge befragt werden können. Farbe und Geruch des Urins sind ebenso Teil der Anamnese. Sofern eine ausreichende Mitarbeit gegeben ist und Stuhl bzw. Urin getrennt werden können, ist die Bestimmung eines 24-h-Sammelurins zur Überprüfung der Urinausscheidung sowie zur Bestimmung der Harnelektrolyte (z. B. Natrium) sehr hilfreich: Die Urinausscheidung soll bei > 1 ml/kg/h mit einer Natriumausscheidung von > 20 mmol/l liegen und die Natrium-Kalium-Relation > 1 betragen [17, 18].

7.4 Laborchemische Kontrollen

Das Labormonitoring sollte in regelmäßigen Abständen durchgeführt werden, um Nährstoffdefizite frühzeitig erkennen zu können. Insbesondere während starken Wachstums, physiologischen Stresses und Reduktionen der parenteralen Ernährung steigt die Gefahr von Defiziten [3]. Eine Übersicht möglicher Nährstoffdefizite aufgrund der jeweils resezierten Darmabschnitte ist in Abschn. 1.5 zu finden.

Die Auswahl der Laboruntersuchungen sollte individuell auf den jeweiligen Patienten hinsichtlich seines Risikoprofils zugeschnitten werden: z. B. in Abhängigkeit der fehlenden Darmabschnitte (z. B. Vitamin B_{12} bei Fehlen des terminalen Ileums) und/oder Vorhandensein eines Dünndarmstomas (z. B. Risiko für Natrium- und Zinkverluste). Bei Patienten mit cholestastischer Hepatopathie ist die Kontrolle von Kupfer und Mangan zu erwägen, um einer Anreicherung und damit Toxizität entgegenzuwirken. Kinder mit Nierenfunktionsstörungen sind möglicherweise nicht in der Lage, Chrom, Selen, Zink und Molybdän auszuscheiden, daher sollten diese Parameter zum individuellen Monitoring hinzugefügt werden [3].

In welchen zeitlichen Abständen und welche Untersuchungen im Rahmen des Monitorings stattfinden sollen, haben Zemrani et al. 2019 anhand von Empfehlungen internationaler Ernährungsgesellschaften und relevanter Publikationen aufgearbeitet [3]. Eine entsprechende Übersicht über die Häufigkeit und die Auswahl der zu kontrollierenden Parameter ist in Tab. 7.1 zu finden, modifiziert nach dem Vorgehen am Zentrum der Autoren.

Tab. 7.1 Monitoring bei Kindern mit Kurzdarmsyndrom (Auswahl)

Parameter/Häufigkeit	1–3 Monate	3–6 Monate	6–12 Monate	Nach Bedarf
Gewicht, Länge, Kopfumfang	X			
Mittlerer Oberarmumfang (MUAC), Trizepshautfaltendicke		X		
Ernährungsprotokoll				X
Fragebogen zur Lebensqualität				X
Blutdruck			X	
Blut				
Blutbild, Blutgasanalyse, Glukose, Laktat, Natrium, Kalium, Kalzium, Chlorid, Phosphat, Magnesium, Kreatinin, Harnstoff, AST, ALT, GGT, Quick/PTT, Bilirubin, alkalische Phosphatase, Triglyzeride, Cholesterin, Gerinnungsprofil, CRP	X			
Eisen, Ferritin, Transferrinsättigung; Vitamin A, Vitamin E, 25-OH-Vitamin D		X		
Vitamin B_1, Vitamin B_{12}, Folsäure; Zink, Selen, Kupfer; Jod, Holotranscobalamin; Parathormon; Cystatin C, Cystatin-C-Clearance; TSH, fT_4; HbA_{1c}; Wachstumshormon-Screening			X	
Essenzielle Fettsäuren, Carnitin, Mangan, Chrom, Cholin, Gallensäuren, Alpha-Fetoprotein, Ammoniak, Blutalkohol (*auto-brewery syndrome*)				X
Stuhl				
Stuhl-pH-Wert, reduzierende Substanzen			X	
Pankreaselastase, Alpha-1-Antitrypsin, Calprotectin, Test auf okkultes Blut, Mikrobiologie und Virologie				X
Urin				
Urinstatus, spezifisches Gewicht, Natrium, Kalium, Natrium-Kalium-Ratio, Magnesium (Magnesium-Kreatinin-Ratio), Kalzium (Kalzium-Kreatinin-Ratio), Phosphat (Phosphat-Kreatinin-Ratio), Kreatinin, Osmolalität	X			
Urinvolumen und Elektrolytausscheidung (s. o.) in 24-h-Sammelurin			X	
Eiweißausscheidung, Proteindifferenzierung			X	

(Fortsetzung)

Tab. 7.1 (Fortsetzung)

Parameter/Häufigkeit	1–3 Monate	3–6 Monate	6–12 Monate	Nach Bedarf
D-Laktat; Citrat, Oxalat, weitere lithogene Substanzen/Faktoren, Steindiagnostik; Proteinuriediagnostik in 24-h-Sammelurin				X
Weiteres				
Sonografie des Abdomens (u. a. Nephrokalzinose, Urolithiasis, Steatose)			X	
Körperzusammensetzung (z. B. BIA, DEXA, ADP)			X	
Allergiediagnostik				X

ADP Luftverdrängungs-Plethysmografie (*air-displacement plethysmography*), *ALT* Alanin-Aminotransferase, *AST* Aspartat-Aminotransferase, *BIA* bioelektrische Impedanzanalyse, *CRP* C-reaktives Protein, *DEXA* Dual-Röntgen-Absorptiometrie (*dual-energy X-ray absorptiometry*), *fT$_4$* freies Thyroxin, *GGT* Gamma-Glutamyl-Transferase, *HbA$_{1c}$* glykiertes Hämoglobin, *MUAC* mid-upper arm circumference, *PTT* Prothrombinzeit, *TSH* Thyreotropin

7.5 Komplikationen und Beschwerden

Passagere Komplikationen bzw. Beschwerden wie Dehydratation, erhöhte Stuhlverluste, vermehrte Darmgasbildung, Hyperoxalurie oder D-Laktatazidose treten regelmäßig bei Patienten mit Kurzdarmsyndrom auf und sind durch Ernährungstherapie ganz oder teilweise beeinflussbar. Sie sollten daher gezielt erfragt bzw. geprüft werden (s. Kap. 6). Auch möglicherweise parallel zum Kurzdarmsyndrom auftretende, chronische gastrointestinale Erkrankungen wie Zöliakie, eosinophile Ösophagitis und chronischentzündliche Darmerkrankung sollen bei entsprechender Symptomatik differentialdiagnostisch bedacht werden.

Literatur

1. Chen Y, Yan M, Chen H, Sheng Y, Wang Z, Wu B (2024) A systematic review of quality of life in patients with short bowel syndrome and their caregivers. Patient Prefer Adherence 18:1217–1230. https://doi.org/10.2147/PPA.S443026
2. Ravens-Sieberer U, Bullinger M (1998) Assessing health-related quality of life in chronically ill children with the German KINDL: first psychometric and content analytical results. Qual Life Res 7(5):399–407. https://doi.org/10.1023/a:1008853819715
3. Zemrani B, Bines JE (2019) Monitoring of long-term parenteral nutrition in children with intestinal failure. JGH Open 3(2):163–172. https://doi.org/10.1002/jgh3.12123
4. Yanchis D, Belza C, Harrison D, Wong-Sterling S, Kean P, So S, Patterson C, Wales PW, Avitzur Y, Courtney-Martin G (2021) Normal anthropometry does not equal normal body composition in pediatric intestinal failure. JPEN J Parenter Enteral Nutr. https://doi.org/10.1002/jpen.2265
5. Beer SS, Wong Vega M (2024) Malnutrition, sarcopenia, and frailty assessment in pediatric transplantation. Nutr Clin Pract 39(1):27–44. https://doi.org/10.1002/ncp.11105

6. Mehta NM, Raphael B, Guteirrez IM, Quinn N, Mitchell PD, Litman HJ, Jaksic T, Duggan CP (2014) Comparison of body composition assessment methods in pediatric intestinal failure. J Pediatr Gastroenterol Nutr 59(1):99–105. https://doi.org/10.1097/MPG.0000000000000364
7. Carey AN, Quinn N, Arouchon K, Elman DM, Buccigrosso TM, Mitchell PD, Duggan CP (2023) Air displacement plethysmography is an accurate and feasible noninvasive measure of fat-free mass in children with intestinal failure. J Pediatr Gastroenterol Nutr 77(4):553–557. https://doi.org/10.1097/MPG.0000000000003883
8. Neelis E, Kouwenhoven S, Olieman J, Tabbers M, Jonkers C, Wells J, Fewtrell M, Wijnen R, Rings E, de Koning B, Hulst J (2020) Body composition using air displacement plethysmography in children with intestinal failure receiving long-term home parenteral nutrition. JPEN J Parenter Enteral Nutr 44(2):318–326. https://doi.org/10.1002/jpen.1527
9. Allan PJ, Lal S (2020) Metabolic bone diseases in intestinal failure. J Hum Nutr Diet 33(3):423–430. https://doi.org/10.1111/jhn.12726
10. Pichler J, Chomtho S, Fewtrell M, Macdonald S, Hill SM (2013) Growth and bone health in pediatric intestinal failure patients receiving long-term parenteral nutrition. Am J Clin Nutr 97(6):1260–1269. https://doi.org/10.3945/ajcn.112.057935
11. Edler J, Eisenberger AM, Hütterer E, Pfeifer J, Hammer HF (2004) Das Kurzdarmsyndrom – Teil 3: Ernährungsmedizinische und medikamentöse Therapie. J Gastroenterol Hepatol Erkrank 2(2):27–35
12. Hilberath J, Stolz V, Heister L, Kohl-Sobania M (2022) Ernährung bei Kindern mit Kurzdarmsyndrom. Kinder- und Jugendmedizin 22(06):407–416. https://doi.org/10.1055/a-1938-3033
13. Olieman J, Kastelijn W (2020) Nutritional feeding strategies in pediatric intestinal failure. Nutrients 12(1). https://doi.org/10.3390/nu12010177
14. Deutsche Gesellschaft für Ernährung, Österreichische Gesellschaft für Ernährung, Schweizerische Gesellschaft für Ernährung (2021) D-A-C-H-Referenzwerte für die Nährstoffzufuhr, 2. Aufl. Deutsche Gesellschaft für Ernährung, Bonn
15. Ballauff A, Wenzl TG, Bialek R, Witt H, Naim HY (2013) Funktions- und Laboruntersuchungen. In: Rodeck B, Zimmer K-P (Hrsg) Pädiatrische Gastroenterologie, Hepatologie und Ernährung. Springer, Berlin/Heidelberg, S 107–135
16. Sainath NN, Bales C, Brownell JN, Pickett-Blakely O, Sattar A, Stallings VA (2022) Impact of pancreatic enzymes on enteral fat and nitrogen absorption in short bowel syndrome. J Pediatr Gastroenterol Nutr 75(1):36–41. https://doi.org/10.1097/MPG.0000000000003465
17. Klek S, Forbes A, Gabe S, Holst M, Wanten G, Irtun Ø, Damink SO, Panisic-Sekeljic M, Pelaez RB, Pironi L, Blaser AR, Rasmussen HH, Schneider SM, Thibault R, Visschers RGJ, Shaffer J (2016) Management of acute intestinal failure: a position paper from the European Society for Clinical Nutrition and Metabolism (ESPEN) special interest group. Clin Nutr 35(6):1209–1218. https://doi.org/10.1016/j.clnu.2016.04.009
18. D'Antiga L, Goulet O (2013) Intestinal failure in children: the European view. J Pediatr Gastroenterol Nutr 56(2):118–126. https://doi.org/10.1097/MPG.0b013e318268a9e3

Monitoring der Ernährungstherapie bei Erwachsenen mit Kurzdarmsyndrom

Lydia Lambert und Madeleine Aschhoff

Inhaltsverzeichnis

Literatur.. 113

Das primäre Ziel der Ernährungstherapie ist die ausreichende Versorgung mit Makro- und Mikronährstoffen, der Ausgleich des Elektrolythaushalts mit der Stabilisation der Nierenretentionsparameter zur Vermeidung einer Mangelernährung und eines prärenalen Nierenversagens. Die Ernährungstherapie soll die Lebensqualität der Betroffenen fördern, zu einer Symptomlinderung führen und weitere Ressourcen erschließen. In die Ernährungstherapie eingeschlossen ist die regelmäßige Überprüfung des Ernährungs- und Hydratationszustands, um mögliche Komplikationen frühzeitig zu erkennen und zu behandeln, aber auch um Ängste, Sorgen und akut aufgetretene Probleme zu besprechen.

Die aktuelle europäische Leitlinie zum chronischen Darmversagen bei erwachsenen Patienten beschreibt, wie in Tab. 8.1 dargestellt, die zu überwachenden Parameter, die Überwachungshäufigkeit und den Ort der Überwachung bei Patienten mit chronischem Darmversagen, die eine heimparenterale Ernährungstherapie erhalten [1, 2].

L. Lambert (✉)
BA.Unternehmensgruppe, Ibbenbüren, Deutschland
e-mail: llambert@ba-unternehmensgruppe.de

M. Aschhoff
Medizinische Klinik B für Gastroenterologie, Hepatologie, Endokrinologie und Klinische Infektiologie, Universitätsklinikum Münster, Münster, Deutschland

Tab. 8.1 Parameter und Zeitpunkte zur Überwachung von Patienten mit heimparenteraler Ernährung (modifiziert nach [2])

Parameter	Häufigkeit	Umfeld
Allgemeinzustand, Körpertemperatur	wenn instabil = täglich, wenn stabil = 1–2 × pro Woche	Gesundheits- und Krankenpflege zu Hause, Patient und/oder Pflegefachkraft
Körpergewicht	wenn instabil = täglich, wenn stabil = 1–2 × pro Woche	Ambulantes Zentrum, Patient und/oder Pflegefachkraft, Gesundheits- und Krankenpflege zu Hause
Body-Mass-Index (BMI)	Monatlich	Ambulantes Zentrum, Gesundheits- und Krankenpflege zu Hause
Flüssigkeitsbilanz: – Urinmenge – Stomaverlust – Häufigkeit oder – Konsistenz des Stuhls – Vorhandensein von Ödemen	Die Häufigkeit und Art der Parameter hängen von der Ätiologie des chronischen Darmversagens und der Stabilität der Patienten ab. Im Falle eines High-Output-Stomas (Endjejunostomie) sollte das Monitoring nach der stationären Entlassung täglich erfolgen, später 2 × wöchentlich, bis ein stabiler Zustand besteht, nachfolgend 1 × wöchentlich	Gesundheits- und Krankenpflege zu Hause, Patient und/oder Pflegefachkraft (nach Schulungsprogramm)
Katheteraustrittsstelle an der Haut	Täglich	Gesundheits- und Krankenpflege zu Hause, Patient und/oder Pflegefachkraft
– Großes Blutbild – C-reaktives Protein – Serum-Glukose – Serum- und Urinelektrolyte und Mineralstoffe (Natrium, Chlorid, Kalium, Magnesium, Kalzium, Phosphor) – Serum-Harnstoff und Kreatin – Serum-Bikarbonat – Urinanalyse	Die Häufigkeit und Art der Parameter hängt von der Ätiologie der Grunderkrankung, die eine heimparenterale Ernährungstherapie erforderlich macht, und der Stabilität der Patienten ab; wöchentlich bis monatlich, sobald ein stabiler Zustand besteht alle 3–4 Monate	Zu Hause; bei jedem Arztbesuch zu überprüfen
Serum-Albumin und Präalbumin	Monatlich, sobald ein stabiler Zustand besteht alle 3–4 Monate	Zu Hause; bei jedem Arztbesuch zu überprüfen
Serum-Leberfunktionstests, einschließlich INR-Wert	Monatlich, sobald ein stabiler Zustand besteht alle 3–4 Monate	Zu Hause; bei jedem Arztbesuch zu überprüfen
Leberultraschall	Jährlich	Im Krankenhaus
Serum-Folate, Vitamin B_{12}, Vitamin A, Vitamin E	Alle 6–12 Monate	Dosierung zu Hause oder im Krankenhaus

Tab. 8.1 (Fortsetzung)

Parameter	Häufigkeit	Umfeld
Serum-Ferritin, Eisen	Alle 3–6 Monate	Dosierung zu Hause oder im Krankenhaus
Serum-25-OH-Vitamin D	Alle 6–12 Monate	Dosierung zu Hause oder im Krankenhaus
Serum-Zink, -Kupfer, -Selen	Alle 6–12 Monate	Dosierung im Krankenhaus
Serum-Mangan	Jährlich	Dosierung im Krankenhaus
DEXA	Alle 12–18 Monate	Im Krankenhaus

DEXA Dual-Röntgen-Absorptiometrie, *INR* International Normalized Ratio

Nach chirurgischen Eingriffen im Rahmen eines Kurzdarmsyndroms wird häufig ein kataboler Stoffwechsel beobachtet [3]. Zur Vermeidung einer Mangelernährung bzw. zur Aufhebung des katabolen Zustands wird empfohlen, Parameter wie das Körpergewicht, den Status bestimmter Mikronährstoffe sowie die Versorgung mit Energie und Proteinen postoperativ zu erheben und diese Parameter mit dem präoperativen Zustand zu vergleichen. Die Kontrolle des Körpergewichts erfolgt bei jeder Vorstellung, die Überwachung der metabolischen Parameter sowie des Vitamin- und Elektrolythaushalts in kontinuierlichen Abständen [3]. Hier bietet sich die Kooperation zwischen Hausärzten, niedergelassenen Gastroenterologen und einem Kurzdarmzentrum an.

Eine ausführliche Anamneseerhebung, z. B. mittels Bilanzbogen, ist nützlich, um die **Flüssigkeitszufuhr und -ausscheidung** sowie den daraus abgeleiteten Hydratationsstatus des Patienten zu bestimmen (Abb. 8.1). Die Flüssigkeitsaufnahme und -ausscheidung über eine 24-stündige Messung werden ebenso erfasst wie die Stuhlfrequenz und -konsistenz. Gegebenenfalls sollten auch die Natrium- und Kaliumausscheidung im Urin bestimmt werden [4].

Bei der Flüssigkeitsbilanz sollte eine ausführliche Ein- und Ausfuhrkontrolle aller Flüssigkeiten erfolgen. Insbesondere bei Diarrhö ist dies ein wichtiger Kontrollparameter. Als Beispiel wird hier ein Ein- und Ausfuhrprotokoll zur Flüssigkeitszufuhr und -ausscheidung aus der Praxis dargestellt (Tab. 8.2).

Folgende Punkte sind bei der Flüssigkeitsbilanzierung zu beachten:

- Alle Flüssigkeitsmengen so genau wie möglich messen und aufschreiben. Was wurde getrunken und wie viel? Schätzungen sind oftmals sehr ungenau.
  - Gutes Beispiel: 250 ml Kaffee, 350 ml Mineralwasser mit Kohlensäure
  - Zu ungenaues Beispiel: 1 Flasche Wasser, 1 Tasse Kaffee
- Es sollten die oral aufgenommenen Flüssigkeiten aufgezählt werden, dazu zählen z. B. auch Suppe, Kaffee und Milch.
- Es sollten täglich 1–1,5 l Urin gebildet werden, um die Nieren nicht zu belasten. Liegen länger anhaltende Diarrhö vor, geht Flüssigkeit über den Stuhl verloren.
- Zum Urinsammeln eignet sich ein großes Sammelgefäß, z. B. ein alter Messbecher. Es sollte über genau 24 h gemessen werden, beginnend mit dem Morgenurin. Der Morgenurin am darauffolgenden Tag wird nicht mehr gemessen.

Name, Vorname _____, Datum: _____

Uhrzeit	Einfuhr (oral)	ml	Einfuhr i. v. (Infusion, Produkt)	ml	Ausfuhr (Stoma) in ml	Ausfuhr (Urin) in ml
Gesamte orale Einfuhr:			Gesamte i. v. Einfuhr:		Gesamte Stomaausfuhr:	Gesamte Stomaausfuhr:
Gesamteinfuhr (oral + i. v.):			Gesamtausfuhr (Stoma + Urin):			
Bilanz (+/−):						

Abb. 8.1 Vorlage für ein detailliertes Ein-/Ausfuhrprotokoll. *i. v.* intravenös

Tab. 8.2 Beispiel einer Flüssigkeitsbilanz – diese sollte, wenn möglich ausgeglichen sein (modifiziert nach [5])

Zufuhr von Flüssigkeiten	Ausfuhr von Flüssigkeiten
Getränke z. B. 1300 ml	Urin z. B. 1500 ml
Aus der Nahrung ca. 900 ml	Stuhl (bei normalem Stuhl ca. 100 ml täglich, bei Durchfall mehr)
Oxidationswasser ca. 300 ml (entsteht bei der Verbrennung von Nährstoffen)	Mit der Atmung und über die Haut ca. 900 ml
Eventuell über Infusionen	Eventuell über einen Ablaufbeutel
Insgesamt 2500 ml	**Insgesamt 2500 ml**

- Bei Diarrhö kann es ggf. ebenso Sinn machen, das Stuhlvolumen zu messen, z. B. mithilfe eines Messbechers. Bei einem künstlichen Darmausgang kann die Menge evtl. über die Messskala am Beutel abgelesen oder durch Wiegen des gefüllten Beutels vor dem Entleeren ermittelt werden.
- Für eine künstliche Ernährung über eine Sonde in den Magen-Darm-Trakt gilt: Normokalorische Nahrung hat einen Wasseranteil von ca. 80 %, hochkalorische Nahrung einen von ca. 70 %.
- Zudem sollte mindestens 1 × wöchentlich eine Gewichtskontrolle durchgeführt werden, im Idealfall zur gleichen Tageszeit, z. B. immer morgens nach dem ersten Toilettengang.

Neben der detaillierten Erfassung der oralen Nahrungsaufnahme wie der Menge sowie Anzahl an Mahlzeiten und etwaiger Unverträglichkeiten werden auch die Trinkmenge und eingesetzte Trinksupplemente erfragt. Selbst wenn Patienten orale

Nahrung zu sich nehmen, muss beachtet werden, dass die tatsächliche enterale Resorption schwer abzuschätzen ist [4]. Die Ermittlung der Nährstoffaufnahme in Bezug auf Menge und Qualität der verzehrten Lebensmittel bildet die Grundlage einer ernährungsmedizinischen Betreuung. Zu Beginn sollte eine prospektive Erfassung mittels eines 7-tägigen Verzehrprotokolls erfolgen, um die durchschnittliche Aufnahme von Energie und Nährstoffen zu bestimmen [6].

Im Folgenden wird ein Beispiel eines Ernährungsanamnesetagebuches für erwachsene Patienten mit Kurzdarmsyndrom vorgestellt (Abb. 8.2). Dieses orientiert sich im Wesentlichen am Ernährungstagebuch der Deutschen Gesellschaft für Ernährung. Zusätzlich wurde dieses um die Spalten „Medikamente" und „Symptome" erweitert. Der Grund hierfür ist, dass bestimmte Medikamente zu den Mahlzeiten eingenommen werden, beispielsweise Pankreasenzyme. Die eingetragenen Symptome können Rückschlüsse auf die Ernährung geben.

Die Behandlung birgt neben der in sich selbst liegenden Komplexität der Erkrankung eine weitere Herausforderung: die Interdisziplinarität des Therapiekonzepts, das „chirurgische, medizinische, pflegerische, ernährungstherapeutische, soziale und psychologische Aktivitäten umfasst" [7]. Die Entwicklung eines Anamnese- und Dokumentationsinstruments zur Behandlung des Kurzdarmsyndroms muss daher sicherstellen, dass es von verschiedenen Fachdisziplinen verstanden und angenommen wird.

▶ **Praxistipp** Alle 3 Monate können beim Monitoring folgende Parameter erhoben werden:

- Körpergewicht, Körpergröße, Taillenumfang
- Durchführung einer bioelektrische Impedanzanalyse (BIA)
- Durchführung der Handkraftmessung
- Ess- und Trinkanamnese
- Ein- und Ausfuhrprotokoll bezüglich des Stuhl- oder Stomaverlusts mit Erfassung der Stuhlqualität und der Miktion (Urinmenge und -aussehen)
- Körperliche Untersuchung im Hinblick auf eine Exsikkose oder Ödeme, distendiertes Abdomen durch Gas oder flüssigkeitsgefüllte Darmschlingen; Kontrolle des zentralen Venenkatheters
- Laborchemische Untersuchung (kleines Blutbild, Elektrolyte [Natrium, Kalium, Magnesium, Chlorid, Phosphat], Glukose, Transaminasen, Gamma-Glutamyl-Transferase [GGT], alkalische Phosphatase, Nierenretentionsparameter, Osmolalität, Albumin, Gesamteiweiß, C-reaktives Protein [CRP], Harnstoff, venöse Blutgasanalyse, Lipidstatus), 24-h-Sammelurin mit Kontrolle der Elektrolyte

Mindestens 1 × jährlich wird die laborchemische Untersuchung durch eine Kontrolle des Vitamin- und Elektrolythaushalts ergänzt.

Je nach klinischem Bild, Anamnese und laborchemischen Ergebnissen variieren die Art und die Häufigkeit des Monitorings.

Das Ernährungs- und Symptomtagebuch

Liebe Patientin, lieber Patient,

in Ihren Händen halten Sie Ihr Ernährungs- und Symptomtagebuch. Im Rahmen Ihrer ernährungstherapeutischen Betreuung füllen Sie es an drei aufeinanderfolgenden Tagen aus.
Dieses Tagebuch orientiert sich im Wesentlichen am Ernährungstagebuch der Deutschen Gesellschaft für Ernährung (DGE). Das Ihnen vorliegende Exemplar wurde um die Spalten „Medikamente" und „Symptome" erweitert.

Und so führen Sie das Tagebuch:

Notieren Sie in der Kopfzeile Ihren Namen und das Datum, an dem Sie das Ernährungstagebuch ausfüllen. Füllen Sie pro Tag ein oder mehrere Blätter aus, je nachdem, wie viel Platz sie benötigen. Beginnen Sie mit jedem neuen Tag ein neues Blatt.
Notieren Sie alles, was Sie essen und trinken, sowohl Haupt- als auch Nebenmahlzeiten und auch kleine Snacks.

Tragen Sie bitte auch ein, wann Sie welche Medikamente einnehmen. Wenn Sie Medikamente ohne Mahlzeit einnehmen, dann tragen Sie nur die Uhrzeit und das Medikament ein.

Tipp: Tragen Sie Ihre Angaben direkt nach dem Verzehr/der Einnahme ein, so dass Sie möglichst nichts vergessen.

Wenn Sie Beschwerden bemerken, so tragen Sie diese so bald wie möglich ein, vor allem, wenn sie nach der Einnahme von Mahlzeiten auftreten. Auch hier gilt: wenn Sie Beschwerden haben, ohne dass Sie vorher etwas zu sich genommen haben, dann notieren Sie in einer Zeile nur die Uhrzeit und die Beschwerde.
Um möglichst genaue Ergebnisse zu erhalten, benötigen wir möglichst genaue Angaben. Hierzu zählen z.B. genaue Portionsgrößen. Fehlen Ihnen Gewichtsangaben oder können Sie das Lebensmittel nicht abwiegen, dann schätzen Sie die Menge mit Hilfe von Angaben wie z. B. 1 Teelöffel, 1 Scheibe, 1 Hand. Geben Sie bei den Getränken auch die Art, die Sorte oder gerne auch die Marke an. Beispiele: Mineralwasser, Leitungswasser, „Cola Zero" etc. Je präziser die Angaben sind, desto besser können diese ausgewertet werden.
Am Ende dieser Seite finden Sie ein Beispiel, wie Sie dieses

Name: _____ Datum: _____

Uhrzeit	Speisen & Menge: Was habe ich gegessen und wie viel?	Uhrzeit	Getränke & Menge: Was habe ich getrunken und wie viel?	Uhrzeit	Medikamente: Was habe ich wann eingenommen?	Uhrzeit	Symptome: Sind welche aufgetreten und wie schwerwiegend waren sie?
7:30	1 Brötchen (Weizen), 1 TL Butter, 2 Scheiben Mortadella	7:30	1 Tasse Kaffee (Becher, ca. 200 ml) inkl. Kondensmilch (kleiner Schuss, ca. 10 ml)	7:30	1 x 25 000 IE Pankreasenzyme	8:35	Bauchschmerzen Fettiger Durchfall
			1 Glas Orangensaft (ca. 200 ml)				
9:30	1 Becher Joghurt (natur, 1,5% fett) 100g	10:00	1 Glas Mineralwasser (ca. 200 ml)				

Name: _____ Datum: _____

Uhrzeit	Speisen & Menge: Was habe ich gegessen und wie viel?	Uhrzeit	Getränke und Menge: Was habe ich getrunken und wie viel?	Uhrzeit	Medikamente: Was habe ich wann eingenommen?	Uhrzeit	Symptome: Sind welche aufgetreten und wie schwerwiegend waren sie?

Abb. 8.2 Vorlage für ein Ernährungstagebuch

Literatur

1. Pironi L, Boeykens K, Bozzetti F, Joly F, Klek S, Lal S, Lichota M, Mühlebach S, van Gossum A, Wanten G, Wheatley C, Bischoff SC (2020) ESPEN guideline on home parenteral nutrition. Clin Nutr 39(6):1645–1666. https://doi.org/10.1016/j.clnu.2020.03.005
2. Pironi L, Cuerda C, Jeppesen PB, Joly F, Jonkers C, Krznarić Ž, Lal S, Lamprecht G, Lichota M, Mundi MS, Schneider SM, Szczepanek K, van Gossum A, Wanten G, Wheatley C, Weimann A (2023) ESPEN guideline on chronic intestinal failure in adults – update 2023. Clin Nutr 42(10):1940–2021. https://doi.org/10.1016/j.clnu.2023.07.019
3. Lamprecht G, Pape U-F, Witte M, Pascher A (2014) S3-Leitlinie der Deutschen Gesellschaft für Ernährungsmedizin e. V. in Zusammenarbeit mit der AKE, der GESKES und der DGVS: Klinische Ernährung in der Gastroenterologie (Teil 3) – Chronisches Darmversagen. Aktuel Ernahrungsmed 39(02):e57–e71. https://doi.org/10.1055/s-0034-1369922
4. Blüthner E, Pape U-F (2023) Kurzdarmsyndrom. In: Sturm A (Hrsg) Pflege bei chronisch-entzündlichen Darmerkrankungen. Springer, Berlin/Heidelberg, S 267–275
5. Schewior-Popp S, Sitzmann F, Ullrich L (Hrsg) (2021) Thiemes Pflege. Das Lehrbuch für Pflegende in Ausbildung, 5. Aufl. Thieme, Stuttgart/New York
6. Herz D, Weber L, Herrmann JH, Zopf Y (2023) Lifestyle im Management chronisch-entzündlicher Darmerkrankungen – Teil 2: Sport. Gastroenterologie 18(4):270–277. https://doi.org/10.1007/s11377-023-00705-3
7. Leuenberger M, Siewert S, Meier R, Stanga Z (2006) Das Kurzdarmsyndrom: Eine interdisziplinäre Herausforderung. Aktuel Ernahrungsmed 31(05):235–242, Seite 236. https://doi.org/10.1055/s-2006-940090

German-Nutrition Care Process bei erwachsenen Patienten mit Kurzdarmsyndrom

9

Lydia Lambert

Inhaltsverzeichnis

Literatur.. 127

Seit etwa 2012 haben Ernährungswissenschaftler und Diätassistenten weltweit den Nutrition Care Process (NCP) und die damit verbundene Terminologie eingeführt. Dieses Prozessmodell umfasst die folgenden vier Hauptschritte: Ernährungsassessment, Ernährungsdiagnose, Ernährungsintervention sowie Ernährungsüberwachung und -bewertung [1, 2]. Die Anwendung des NCP in der diätetischen Praxis, Forschung und Ausbildung kann die Umsetzung evidenzbasierter Leitlinien verbessern, das kritische Denken fördern und ermöglicht eine gezieltere Dokumentation [3, 4].

Das Ziel des hier vorgestellten Dokumentationsbogens besteht darin, Empfehlungen aus aktuellen Leitlinien zu vergleichen und eine Synthese für jeden Schritt des German-Nutrition Care Process (G-NCP) zu erstellen. Dabei wird ein vierstufiger systematischer Ansatz verwendet, der Ernährungsfachkräfte dabei unterstützt, eine hochwertige Ernährungsversorgung bereitzustellen. Dieser Ansatz verfolgt ebenfalls das Ziel, das kritische Denken zu fördern und die Qualität der Dokumentation von Ernährungsfachkräften zu verbessern [5].

Die strukturelle Anordnung des Dokumentationsbogens in Abb. 9.1 orientiert sich an

L. Lambert (✉)
BA.Unternehmensgruppe, Ibbenbüren, Deutschland
e-mail: llambert@ba-unternehmensgruppe.de

- der International Classification of Functioning, Disability and Health (ICF)-Dietetics [6];
- dem Manual für den G-NCP des Verbandes der Diätassistenten – Deutscher Bundesverband e. V. [7];
- der S3-Leitlinie der Deutschen Gesellschaft für Ernährungsmedizin e. V. in Zusammenarbeit mit der AKE, der GESKES und der DGVS: Klinische Ernährung in der Gastroenterologie (Teil 3) – Chronisches Darmversagen [8];
- der Leitlinie der Deutschen Gesellschaft für Ernährungsmedizin (DGEM) – DGEM-Terminologie in der Klinischen Ernährung [9] sowie
- dem Rostocker Manual Kurzdarmsyndrom von Prof. Lamprecht (Universitätsklinikum Rostock) [10].

Dokumentationsbogen für die Ernährungsberatung von Kurzdarmpatienten

Allgemeine Daten:
Name, Vorname:
Geburtsdatum:
Patienten-ID:

Assessment und Reassessment (nach WHO-ICF- und ICF-Diätetik)

Personenbezogene Faktoren (inkl. Partizipation/Teilhabe und Umweltfaktoren):

Familienstand: ledig ☐ Partnerschaft ☐ Kinder ☐
Notizen: _____

Religion: _____

Gelernte Ausbildung/Beruf: _____

Wird derzeit eine berufliche Tätigkeit ausgeübt? Ja ☐ Nein ☐ Was? _____

Freizeitbeschäftigung/Hobby: _____

Lebensstil:
Rauchen ☐ Ja ____/Tag   Alkoholgenuss   ☐ Ja ____/Woche

Notizen: _____

Wohnsituation: _____

Unterstützung durch: Familienangehörige ☐   Partner ☐   Freundeskreis ☐
                         Nachbarn ☐   Bekannte ☐

Haustiere: Ja ☐   Welche? _____

Abb. 9.1 Dokumentationsbogen für die Ernährungsberatung von Patienten mit Kurzdarmsyndrom. *BCM* body cell mass, *ECM* extracellular mass, *GGT* Gamma-Glutamyl-Transferase, *GPT* Glutamat-Pyruvat-Transaminase, *ICF* International Classification of Functioning, Disability and Health, *MVZ* Medizinisches Versorgungszentrum, *TPN* teilparenterale Ernährung, *WHO* World Health Organization

Krankheitsverlauf

Überleitung (Screening/Überleitung) durch:

☐ Ärztliche Überweisung ☐ Konsil ☐ Screening ☐ Eigene Motivation

Setting:

☐ Ambulant ☐ Stationär

Typisierung des Kurzdarmsyndroms

Typ I: Akuter, normalerweise kurzzeitiger und selbstlimitierender Verlauf. ☐

Typ II: Protrahierter Verlauf. ☐

Typ III: Chronischer Zustand in metabolisch ausgeglichenen Patienten, der ☐
einer intravenösen Supplementierung bedarf – reversibel oder irreversibler Verlauf

Auslösende Erkrankung:

Mesenterialinfarkt ☐

Multiple Resektion bei Morbus Crohn ☐

Verletzung mit Beteiligung der Bauchorgane ☐

Strahlenschaden (Strahlenenteritis) ☐

Intestinale Pseudoobstruktion ☐

Desmoidtumore ☐

Sonstige: _____

Aktuelle Phase:

Phase	Klinische Charakteristika	
Hypersekretorische Phase	- Beginn innerhalb von Tagen nach der Operation - Hoher Stoma-Output - Schlechte Resorption von Nährstoffen - Hypergastrinämie, Hyperbilirubinämie	☐
Adaptionsphase	- 48 h bis 24 Monate nach der Operation - Zunehmende intestinale Resorption - Abhängig von luminalem Nährstoffangebot	☐
Chronisch adaptierte, stabile Phase	- Maximale Adaptation erreicht - Enterale Autonomie oder parenterale Supplementierung oder weitgehende/vollständige parenterale Flüssigkeitstherapie und Ernährung	☐

Abb. 9.1 (Fortsetzung)

Körperfunktionen und Strukturen:

Größe, Gewicht und Gewichtsverlauf:

Größe in m: ___   Aktuelles Gewicht in kg: ___   BMI: ___ kg/m²

Ausgangsgewicht: ___ kg

Gewichtsverlauf: ☐ Konstant ☐ Zunahme ☐ Gewichtsveränderung von ☐ + oder ☐ − ___ kg in ___ Monaten

Notizen: _____

Labordaten: Datum _____

Ergebnisse medizinischer Diagnostik/Test: Datum _____

Auffällige Laborparameter:

Parameter	Auffällige Werte	Jeder Termin/ kurzfristig	Alle 3 Monate	Alle 6 Monate	Alle 12 Monate
Datum					
Blutbild und Differenzialblutbild		X			
Retikulozyten					X
Quick-Wert			X		
GPT			X		
GGT			X		
Bilirubin			X		
Kreatinin + Harnstoff (+ Harnsäure)		X			
Natrium, Kalium		X			
Kalzium, Magnesium			X		
Phosphat			X		
Chlorid			X		
Bikarbonat (vSBS)			X		
Albumin			X		
Eiweißelektrophorese					X
Triglyzeride					X
Cholesterin					X
HbA$_{1c}$ (bei TPN)					X
BSG		X			
CRP		Je nach Verlauf	X		
Ferritin				X	
25-OH-Vitamin D			X		
1,25-OH-Vitamin D (bei eingeschränkter Nierenfunktion)					
Vitamin B$_{12}$				X	
Vitamin A					X
Vitamin E					X
Zink			X		
Urinstatus		X			
Spontanurin: Urin-Natrium + -Kalium		X			
Sammelurin: Volumen				X	

Abb. 9.1 (Fortsetzung)

Körperfunktionen und Strukturen:

Katheter:
Hickman-Katheter ☐
Broviac-Katheter ☐
Groshong-Katheter ☐
Portkatheter ☐
(Demers-Katheter) ☐

Durchgemachte Katheterseptitiden
    Welche? _____ Wie oft? _____ Sonstige _____
Prophylaxe: Katheterblockung? Taurolock: Ja ☐ Nein ☐

Anthropometrische Daten
Bioelektrische Impedanzanalyse:

    Phasenwinkel: Ist ____° Soll mind. ___
        ☐ Verbesserung zur letzten Messung
        ☐ Verschlechterung zur letzten Messung
        ☐ Konstant

    BCM: Ist __ kg Soll mind. ___ kg
        ☐ Verbesserung zur letzten Messung
        ☐ Verschlechterung zur letzten Messung
        ☐ Konstant

    ECM/BCM-Index: Ist __ Soll mind. ___
        ☐ Verbesserung zur letzten Messung
        ☐ Verschlechterung zur letzten Messung
        ☐ Konstant

    Körperwasser gesamt: Ist __ l Soll mind. ___ l
        ☐ Verbesserung zur letzten Messung
        ☐ Verschlechterung zur letzten Messung
        ☐ Konstant

    Intrazelluläres Körperwasser: Ist __ l Soll mind. ___ l
        ☐ Verbesserung zur letzten Messung
        ☐ Verschlechterung zur letzten Messung
        ☐ Konstant

    Extrazelluläres Körperwasser: Ist __ l Soll mind. ___ l
        ☐ Verbesserung zur letzten Messung
        ☐ Verschlechterung zur letzten Messung
        ☐ Konstant

    Notizen: _____

Handkraft:
    Rechte Hand: _____ Linke Hand: _____ ☐ Verbesserung zur letzten Messung
        ☐ Verschlechterung zur letzten Messung
        ☐ Konstant

Abb. 9.1 (Fortsetzung)

Körperfunktionen und Strukturen:

Körperliche Verfassung, körperliche Funktion, Vorerkrankungen mit Einfluss auf die Ernährung

Osmotische Diarrhoe: Ja ☐   Nein ☐   Häufigkeit am Tag_____   Konsistenz: _____
Chologene Diarrhoe: Ja ☐   Nein ☐   Häufigkeit am Tag_____   Konsistenz: _____
Steatorrhoe: Ja ☐   Nein ☐   Häufigkeit am Tag_____   Konsistenz: _____
Gallensäureverlustsyndrom: Ja ☐   Nein ☐
Laktoseintoleranz: Ja ☐   Nein ☐
Flatulenz, Meteorismus, geblähtes Abdomen: Ja ☐   Nein ☐
Ödeme: Ja ☐   Nein ☐   Körperstelle: _____

Notizen: _____

Sind folgende Komplikationen aufgetreten?
Cholelithiasis ☐   Nephrolithiasis ☐   Dyspepsie, gastrale Hyperazidität ☐
Neurologische Störungen ☐   Endokarditis ☐   Spondylodiszitis ☐
D-Laktatazidose ☐   Metabolische Azidose durch Bikarbonatverlust ☐   Osteoporose ☐
Nachtblindheit (Vitamin-A-Mangel) ☐   Hepatobiliäre Komplikationen ☐   Tachykardie ☐
Wundheilungsstörungen ☐   Haarausfall ☐   Geschmacksstörungen ☐

Notizen: _____

Kolostoma ☐   Ileostoma ☐   Output: _____   Konsistenz: _____   Passagezeit: _____
Ileozökalklappe vorhanden   ☐   Ileozökalklappe nicht vorhanden   ☐

Mentale körperliche Funktion
Appetitlosigkeit ☐   Verminderte Motivation zum Essen ☐   Angst vor dem Essen ☐

Energie-/Nährstoff- und Flüssigkeitsbedarf
Energiebedarf: _____ kcal/Tag (_____ kcal/kg KG)
Flüssigkeitsbedarf: _____ ml/Tag
Eiweißbedarf: _____ g/Tag (_____ g Eiweiß/kg KG)

Abb. 9.1 (Fortsetzung)

Aktivitäten

Energie-/Nährstoff- und Flüssigkeitsaufnahme
Energieaufnahme: _____ kcal/Tag
Flüssigkeitsaufnahme: _____ ml/Tag

Mahlzeiten _____ pro Tag
Lebensmittel/Speisen/Getränke: s. Ernährungsprotokoll   _____ Datum

Parenterale Ernährungstherapie
Standardbeutel ☐ _____

Zusätzliche Flüssigkeit ☐ _____

Individuelle parenterale Ernährungstherapie ☐
    Nährstoffe: _____ g Eiweiß   Aminosäurelösung: _____
                                    _____ g Fett   Fettemulsion: _____
                                    _____ g Glukose
    Elektrolyte: _____ mmol Natrium
                                    _____ mmol Kalium
                                    _____ mmol Kalzium
                                    _____ mmol Magnesium
                                    _____ mmol Phosphat

Kilokalorien gesamt: ___ kcal   Flüssigkeit gesamt: _____ ml   Laufzeit: _____ Stunden

Ausschließlich Flüssigkeit ☐

Vitamine ☐   Produkt: _____
Spurenelemente ☐   Produkt: _____

Wer ist für die Zusammensetzung verantwortlich?
Klinik/Ambulanz/MVZ ☐   Hausarzt/Facharzt ☐   Homecare-Unternehmen ☐
Homecare-Unternehmen: _____
Zubereitende Apotheke: _____
Ambulanter Pflegedienst: _____
Wer führt den An- und Abschluss durch?   Pflegedienst ☐   Patient ☐   Angehörige ☐

Substitutionen:

Vitamin-B$_{12}$-Zusatz	☐	Dosierung _____	Häufigkeit _____
Zusätzliche fettlösliche Vitamine?	☐	Dosierung _____	Häufigkeit _____
Eisen	☐	Dosierung _____	Häufigkeit _____
Selen	☐	Dosierung _____	Häufigkeit _____
Magnesium	☐	Dosierung _____	Häufigkeit _____
Zink	☐	Dosierung _____	Häufigkeit _____
Basenäquivalente	☐	Dosierung _____	Häufigkeit _____

Abb. 9.1 (Fortsetzung)

Aktivitäten

Anamnese Medikation:
Antidiarrhoika
    Loperamid ☐ Dosierung _____
    Tinctura Opii ☐ Dosierung _____
    Clonidin ☐ Dosierung _____
    Sonstige _____

Gallensäurebindung
    Colestyramin ☐ Dosierung _____
    Colsavelam ☐ Dosierung _____
    Sonstige _____

Säuresuppression
    Protonenpumpenhemmer ☐ Dosierung _____
    Sonstige _____

Somatostatin/Octreotid
    Sandostatin ☐ Dosierung _____
    Sonstige _____

Pankreasenzyme ☐ Dosierung _____
    Sonstige _____

Behandlung bakterieller Fehlbesiedelung
    Saccharomyces boulardii (z. B. Perenterol) ☐ Dosierung _____
    Escherichia coli, Stamm Nissle (z. B. Mutaflor) ☐ Dosierung _____
    Sonstige _____

Glucagon-like Peptide-2 (GLP-2) ☐ Dosierung _____

Weitere Medikation
_____

Welche Medikamente wurden bereits versucht?
_____

Welche Medikation hat in welcher Dosierung geholfen?
_____

Welche Medikation hat zur Verschlechterung geführt?
_____

Abb. 9.1 (Fortsetzung)

Aktivitäten

Ernährungsanamnese:
Welche Themen wurden mit den Patienten bereits besprochen?

Allgemein
- Mahlzeitenfrequenz (über den Tag verteilt) ☐
- Zeit zum Essen nehmen ☐
- Speisen gründlich kauen und gut einspeicheln ☐
- Eventuell Konsistenzanpassung (pürierte Speisen – bei Stenosen oder Briden) ☐
- Zeitlicher Abstand der verschiedenen Speisen und Getränke ☐
- Übermäßig hohe Getränkezufuhr vermeiden ☐

Energiebedarf
- Besprechung des Energiebedarfs ☐

Flüssigkeitsaufnahme (Menge, Qualität)
- Kohlensäurefreie Getränke ☐
- Milde Teesorten ☐
- Zuckerhaltige (hyperosmolare) Getränke mit Wasser verdünnen (Schorlen) ☐
- Hohen Mineralstoffgehalt im Wasser beachten ☐
- Isotonische Sportlergetränke ☐
- Eventuell Elektrolytlösungen ☐
- Kaffee in kleinen Mengen ☐
- Genussmittel meiden ☐

Kostaufbau: postoperativ – Adaptationsphase – stabile Phase
- Lebensmittelgruppen schrittweise einführen ☐
- Kostaufbau (Darmzottentraining) ☐
- Leichte Vollkost unter Berücksichtigung individueller Unverträglichkeiten ☐
- Lösliche Ballaststoffe (z. B. Pektine) ☐
- Fettaufnahme (MCT-Fette etc.) ☐
- Oxalsäurearme Lebensmittelaufnahme ☐
- Zuckerreiche Lebensmittel meiden ☐
- Scharfe und säurehaltige Lebensmittel meiden ☐
- Blähende und schwer verdauliche Lebensmittel meiden ☐
- Schonende Garmethoden ☐
- Scharfes Anbraten und Frittieren meiden ☐
- Leicht verdauliches Gemüse ☐
- Eiweißreiche Ernährung ☐
- Laktosefreie Lebensmittelauswahl ☐

FODMAP ☐
Trinknahrung ☐
Sonstige Themen:
_____

Abb. 9.1 (Fortsetzung)

Ernährungsdiagnose	
Problem	
Ätiologie	
Symptome	
Ressourcen	
Interventionen	

Abb. 9.1 (Fortsetzung)

9 German-Nutrition Care Process bei erwachsenen Patienten mit Kurzdarmsyndrom

Planung der Ernährungsintervention	
Ernährungsbezogene Ziele	
Medizinische (klinische) Ziele	

Welche Themen wurden mit den Patienten besprochen?

Allgemein
- Mahlzeitenfrequenz (über den Tag verteilt) ☐
- Zeit zum Essen nehmen ☐
- Speisen gründlich kauen und gut einspeicheln ☐
- Eventuell Konsistenzanpassung (pürierte Speisen – bei Stenosen oder Briden) ☐
- Zeitlicher Abstand der verschiedenen Speisen und Getränke ☐
- Übermäßig hohe Getränkezufuhr vermeiden ☐

Energiebedarf
- Besprechung des Energiebedarfs ☐

Flüssigkeitsaufnahme (Menge, Qualität)
- Kohlensäurefreie Getränke ☐
- Milde Teesorten ☐
- Zuckerhaltige (hyperosmolare) Getränke mit Wasser verdünnen (Schorlen) ☐
- Hohen Mineralstoffgehalt im Wasser beachten ☐
- Isotonische Sportlergetränke ☐
- Eventuell Elektrolytlösungen ☐
- Kaffee in kleinen Mengen ☐
- Genussmittel meiden ☐

Kostaufbau: postoperativ – Adaptationsphase – stabile Phase
- Lebensmittelgruppen schrittweise einführen ☐
- Kostaufbau (Darmzottentraining) ☐
- Leichte Vollkost unter Berücksichtigung individueller Unverträglichkeiten ☐
- Lösliche Ballaststoffe (z. B. Pektine) ☐
- Fettaufnahme (MCT-Fette etc.) ☐
- Oxalsäurearme Lebensmittelaufnahme ☐
- Zuckerreiche Lebensmittel meiden ☐
- Scharfe und säurehaltige Lebensmittel meiden ☐
- Blähende und schwer verdauliche Lebensmittel meiden ☐
- Schonende Garmethoden ☐
- Scharfes Anbraten und Frittieren meiden ☐
- Leicht verdauliches Gemüse ☐
- Eiweißreiche Ernährung ☐
- Laktosefreie Lebensmittelauswahl ☐

FODMAP ☐
Trinknahrung ☐
Sonstige Themen: _____

Abb. 9.1 (Fortsetzung)

Monitoringparameter:

Nutrition-Care-Indikator (Was wird überprüft?)	Nutrition-Care-Kriterium (Womit wird verglichen?)	Zeitpunkt

Ausführung durch: Patient selbst ☐   Klinik/Ambulanz/MVZ ☐   Haus-/Facharzt ☐
Homecare-Unternehmen ☐

Monitoring und Evaluation der vorangegangenen Beratung

Wurde die Ernährungsintervention umgesetzt?   Ja ☐   Nein ☐
Wenn nicht, warum? _____
_____

Ist das oben aufgeführte Ernährungsproblem gelöst?   Ja ☐   Nein ☐
Wenn nicht, warum? _____
_____

Hat der Patient die (gemeinsam) gesetzten Interventionsziele erreicht?   Ja ☐   Nein ☐
Ist bei diesem Patienten eine Verbesserung der Symptome, Zeichen usw. festzustellen?
                                                      Ja ☐   Nein ☐
Bemerkung: _____
_____

Abb. 9.1 (Fortsetzung)

Literatur

1. Lövestam E, Boström A-M, Orrevall Y (2017) Nutrition care process implementation: experiences in various dietetics environments in Sweden. J Acad Nutr Diet 117(11):1738–1748. https://doi.org/10.1016/j.jand.2017.02.001
2. Lövestam E, Orrevall Y, Boström A-M (2024) Individual and contextual factors in the Swedish Nutrition Care Process terminology implementation. Health Inf Manag 53(2):94–103. https://doi.org/10.1177/18333583221133465
3. Connor SL (2014) Solving our patients' nutrition problems. J Acad Nutr Diet 114(12):1872–1873. https://doi.org/10.1016/j.jand.2014.10.011
4. Buchholz D, Kolm A, Vanherle K, Adam M, Kohlenberg-Müller K, Roemeling-Walters ME, Wewerka-Kreimel D, Gast C, Lange K, Ohlrich-Hahn S, Rachman-Elbaum S, Baete E, Hein-Bröring R, Höld E, Werkman A (2018) Process models in dietetic care: a comparison between models in Europe. ErnährungsUmschau 65(9):154–163
5. Aurélien C, Isabelle C, Ludivine S (2024) Evaluation of the nutrition care process documentation in the patients' records using the Diet-NCP-Audit: experience in a medium-sized multisite Swiss hospital. J Hum Nutr Diet 37(2):593–600. https://doi.org/10.1111/jhn.13283
6. Gäbler G, Coenen M, Lycett D, Stamm T (2019) Towards a standardized nutrition and dietetics terminology for clinical practice: an Austrian multicenter clinical documentation analysis based on the International Classification of Functioning, Disability and Health (ICF)-Dietetics. Clin Nutr 38(2):791–799. https://doi.org/10.1016/j.clnu.2018.02.031
7. Verbandes der Diätassistenten – Deutscher Bundesverband e. V (Hrsg) (2015) Manual für den German-Nutrition Care Process (G-NCP). Pabst Science Publishers, Lengerich
8. Lamprecht G, Pape U-F, Witte M, Pascher A (2014) S3-Leitlinie der Deutschen Gesellschaft für Ernährungsmedizin e. V. in Zusammenarbeit mit der AKE, der GESKES und der DGVS: Klinische Ernährung in der Gastroenterologie (Teil 3) – Chronisches Darmversagen. Aktuel Ernahrungsmed 39(02):e57–e71. https://doi.org/10.1055/s-0034-1369922
9. Valentini L, Volkert D, Schütz T, Ockenga J, Pirlich M, Druml W, Schindler K, Ballmer P, Bischoff S, Weimann A, Lochs H (2013) Leitlinie der Deutschen Gesellschaft für Ernährungsmedizin (DGEM). Aktuel Ernahrungsmed 38(02):97–111. https://doi.org/10.1055/s-0032-1332980
10. Lamprecht G (2017) Rostocker Manual Kurzdarmsyndrom. https://www.dgem.de/sites/default/files/PDFs/Leitlinien/Rostocker%20Manual%20Kurzdarmsyndrom.pdf. Zugegriffen am 21.10.2024

Teil IV
Medikation und Substitution bei Kurzdarmsyndrom

Die Versorgung mit Vitaminen und Spurenelementen während einer teilparenteralen Ernährung ist weitgehend unkompliziert intravenös zu gewährleisten. Im Prozess der Entwöhnung von parenteraler Ernährung erhöht sich jedoch das Risiko eines Mangels an bestimmten Vitaminen und Spurenelementen, da die Zufuhr über orale Ernährung aufgrund der fortbestehenden Malabsorption nicht immer ausreicht. In diesem Teil wird auf die anatomischen und funktionellen Besonderheiten des verbliebenen Restdarms und die Möglichkeiten der Versorgung mit Vitaminen und Spurenelementen über pharmakologische Präparate und Nahrungsergänzungsmittel eingegangen.

Eine durchdachte und sinnvolle medikamentöse Therapie kann die Darmfunktion unterstützen. Die Resorption von Nahrung wird verbessert und die Lebensqualität Betroffener steigt durch eine Reduktion der Stuhlfrequenz und Verbesserung der Konsistenz. Die häufig beim Kurzdarmsyndrom zum Einsatz kommenden Medikamente werden mit Blick auf Wirkmechanismen und sinnvolle Anwendungen beschrieben. Die GLP-2-Analoga (GLP-2 = Glucagon-like Peptide-2) sind seit wenigen Jahren durch die mit dieser Substanzgruppe zu erreichende Verbesserung der Resorptionsleistung bei sorgfältiger Auswahl der Patienten zu einem wertvollen Baustein in der intestinalen Rehabilitation geworden.

Medikation

10

Martina Kohl-Sobania

Inhaltsverzeichnis

10.1 Motilitätshemmer.. 131
10.2 Protonenpumpenhemmer.. 132
10.3 Pankreasenzyme... 132
10.4 Colestyramin... 132
10.5 Ursodeoxycholsäure.. 133
10.6 Teduglutid... 134
Literatur... 136

10.1 Motilitätshemmer

Unter den Motilitätshemmern ist Loperamid das am häufigsten eingesetzte Medikament bei Patienten mit Kurzdarmsyndrom [1].

Loperamid ist ein nicht zentral wirksamer μ-Opioidrezeptor-Agonist. Die Substanz steigert Pendelbewegungen im Darm und hemmt die Propulsivmotorik. Außerdem werden enterale Flüssigkeitsverluste reduziert. Um eine gute Wirksamkeit für Patienten mit einem Kurzdarmsyndrom zu erzielen, werden teilweise hohe Dosen benötigt, die die Herstellerempfehlung übersteigen. Insbesondere bei Kindern mit einem Kurzdarmsyndrom nach Gastroschisis oder intestinaler Atresie ist der verbliebene Dünndarm oft dilatiert und in seiner Motilität gestört. In dieser Situation ist der Einsatz von Motilitätshemmen nicht sinnvoll.

M. Kohl-Sobania (✉)
Klinik für Kinder- und Jugendmedizin, Universitätsklinikum Schleswig-Holstein, Lübeck, Deutschland
e-mail: Martina.Kohl-Sobania@uksh.de

Bei Kleinkindern wurden zentrale morphinartige Nebenwirkungen beobachtet, die sich durch Naloxon antagonisieren ließen [2]; eine Zulassung gibt es für Kinder ab 3 Jahren.

10.2 Protonenpumpenhemmer

Nach ausgedehnter Darmresektion führt eine Hypergastrinämie zu Hypersekretion von Magensäure und erhöhten Flüssigkeitsverlusten über den verbliebenen Darm. Außerdem ist das Risiko der Entstehung von peptischen Ulzera erhöht. Protonenpumpenhemmer (PPI) sind daher bei Patienten in der Initialphase des Kurzdarmsyndroms indiziert. Die anfangs hohe Dosis wird im Verlauf reduziert, um eine Hypoazidität zu vermeiden, die einen Risikofaktor für bakterielle Fehlbesiedelung des oberen Dünndarms darstellt. Nach 6–12 Monaten kann die Therapie mit PPI beendet werden, insbesondere wenn sich das Kolon in Kontinuität befindet. Bei Vorliegen eines ausgedehnten Kurzdarmsyndroms ist die Resorption von enteral applizierten Medikamenten so beeinträchtigt, dass eine intravenöse Therapie mit PPI sinnvoll ist [3, 4].

10.3 Pankreasenzyme

Patienten mit Kurzdarmsyndrom leiden zwar nicht an einer Pankreasinsuffizienz, eine verstärkte Sekretion von Magensäure inaktiviert jedoch Pankreasenzyme, sodass eine Substitution in der Anfangsphase sinnvoll sein kann [5, 6]. Darüber hinaus können weitere Faktoren zu einer verminderten Sekretion pankreatischer Verdauungssäfte beitragen, beispielsweise bei ausgedehnter Resektion des proximalem Jejunums [7]. Die Einleitung einer Pankreasenzymersatztherapie sollte daher individuellen Fällen vorbehalten sein.

10.4 Colestyramin

Primäre Gallensäuren werden in der Leber aus Cholesterin synthetisiert und mit Taurin oder Glyzin konjugiert, wodurch die Wasserlöslichkeit verbessert wird. Sie sind notwendig für die intestinale Absorption von Fetten und fettlöslichen Vitaminen. Ungefähr 95 % der in das Darmlumen abgegebenen primären Gallensäuren werden im terminalen Ileum rückresorbiert, sekundäre Gallensäuren werden von intestinalen Bakterien durch Modifikation (z. B. Dekonjugation) der im Darmlumen verbleibenden Gallensäuren gebildet und im Kolon passiv resorbiert.

Ist der enterohepatische Kreislauf durch eine reduzierte Kapazität zur Rückresorption gestört, gelangen erhöhte Mengen an Gallensäuren in das Kolon. Die dadurch verursachte chologene Diarrhö entsteht durch eine Reduktion der Resorption von Wasser und Natrium. Außerdem haben Gallensäuren eine prokinetische Wirkung und schädigen die Mukosa, sodass vermehrt Schleim gebildet wird [8]. Das

Risiko einer chologenen Diarrhö im Kontext des Kurzdarmsyndroms besteht insbesondere bei Patienten nach (Teil-)Resektion des terminalen Ileums bei weitgehend erhaltenem Kolon.

Da es keine einfachen Möglichkeiten zur Quantifizierung eines Gallensäureverlusts im klinischen Alltag gibt, stellt das Ansprechen auf eine probatorische Therapie mit einem Gallensäurebinder eine Option zur Diagnosestellung einer chologenen Diarrhö dar.

Colestyramin ist als einziges Medikament für diese Indikation bei Kindern ab 2 Jahren in Deutschland zugelassen. Es wird vor den Mahlzeiten eingenommen. Bei klinischem Ansprechen sollte die geringste wirksame Dosis ermittelt werden. Tritt innerhalb von 3 Tagen keine Besserung der Durchfälle ein und ist die maximal empfohlene Dosis bereits erreicht, ist eine Fortsetzung der Therapie nicht sinnvoll [9]. Für erwachsene Patienten kann bei Unverträglichkeit von Colestyramin auch Colesevelam *off-label* eingesetzt werden [5].

Neben gastrointestinalen Nebenwirkungen wird eine Fettmalabsorption durch die Einnahme von Colestyramin induziert oder verstärkt, sodass sich ein Mangel an fettlöslichen Vitaminen entwickeln kann. Dies gilt insbesondere für Patienten mit Kurzdarmsyndrom, die keine oder eine seltene parenterale Ernährung und benötigen und damit kaum Vitamine intravenös zugeführt bekommen. Außerdem ist zu berücksichtigen, dass es zu Wechselwirkungen und Resorptionsproblemen von Medikamenten wie Vitamin-K-Antagonisten und direkten Antikoagulanzien kommen kann. Bei einer ausgeprägten Steatorrhoe nach ausgedehnter Dünndarmresektion ist der Nutzen von Gallensäurebindern gering und die Fettmalabsorption wird noch weiter verstärkt.

Durch den reduzierten oder fehlenden enterohepatischen Kreislauf sinkt die Sekretion von Gallensäuren mit der Zeit, da die Synthesekapazität der Leber für Gallensäuren nicht ausreicht [3]. Die Wirksamkeit der Therapie mit einem Gallensäurebinder sollte deshalb von Zeit zu Zeit durch einen Auslassversuch überprüft werden.

10.5 Ursodeoxycholsäure

Diese hydrophile Gallensäure gelangt ebenso in den enterohepatischen Kreislauf wie endogen synthetisierte Gallensäuren. Ursodeoxycholsäure (UDCA) verbessert den Gallefluss, ersetzt zytotoxische Gallensäuren wie Cholsäure und Lithocholsäure und wirkt sich möglicherweise günstig bei einem Gallensäuremangel aus. Sowohl bei Kindern als auch bei Erwachsenen mit einer cholestatischen Lebererkrankung im Zusammenhang mit parenteraler Ernährung besserte sich die Cholestase durch die Gabe von UDCA. Allerdings fehlen große randomisierte Studien [10].

Da die Resorption von UDCA bei reseziertem terminalem Ileum verringert ist, treten Durchfälle als Nebenwirkung von UDCA bei diesen Patienten eher auf und der Nutzen von UDCA sollte bei verstärkten Durchfällen überprüft werden.

10.6 Teduglutid

Glucagon-like Peptide-2 (GLP-2) ist ein neuroendokrines Peptid mit vielfältigen Wirkungen im Gastrointestinaltrakt. Das GLP-2-Analogon Teduglutid mit längerer Halbwertzeit induziert eine Hypertrophie der Darmschleimhaut und ermöglicht eine verbesserte Resorption von Flüssigkeit und Nährstoffen.

Unter der Therapie mit Teduglutid lässt sich die parenterale Ernährung bei vielen Patienten um $\geq$ 20 % des Ausgangsvolumens über einen Zeitraum von Monaten reduzieren, infusionsfreie Nächte werden ermöglicht und ein kleiner Teil der behandelten Patienten erreicht eine enterale Autonomie. Die Wirkung lässt nach, wenn die Behandlung mit Teduglutid beendet wird [11–13].

Teduglutid ist ein Baustein bei der intestinalen Rehabilitation von Menschen mit einem Kurzdarmsyndrom. Die Zulassung erfolgte 2014 für Erwachsene und im Juli 2016 für Kinder > 1 Jahr. Mittlerweile ist die Substanz in Deutschland auch für Säuglinge ab einem korrigierten Alter von 4 Monaten zugelassen, wobei die Erfahrungen bei Kindern < 1 Jahr zum jetzigen Zeitpunkt begrenzt sind.

Folgende Voraussetzungen für den Einsatz von Teduglutid sollen gegeben sein, um einen guten Therapieerfolg zu erzielen:

- Abhängigkeit von parenteraler Ernährung ist Bedingung für den Einsatz im Rahmen der Zulassung
- Stabiler Bedarf an Flüssigkeit und Nährstoffen
- Optimierung der enteralen Ernährung im Kontext einer interdisziplinären intestinalen Rehabilitation
- Möglichkeit der Steigerung der oralen oder enteralen Ernährung
- Obere und untere Endoskopie zur Abklärung von Entzündung, Stenosen, Polypen
- Individuelle Definition von Therapiezielen mit den Betroffenen
- (Mit-)Behandlung durch Ärzte mit Erfahrung in der Betreuung von Patienten mit Kurzdarmsyndrom

Die Arbeitsgruppe chronisches Darmversagen der Gesellschaft für pädiatrische Gastroenterologie und Ernährung (GPGE) hat dazu ein Positionspapier auf der Homepage der GPGE (www.gpge.eu) publiziert.

Aufgrund der sehr hohen Therapiekosten für Teduglutid hat sich die Behandlung von Patienten mit Kurzdarmsyndrom unter langzeitparenteraler Ernährung als nicht kosteneffektiv erwiesen [14, 15]. Die Lebensqualität der Patienten besserte sich jedoch unter der Therapie [16]. Bei ausbleibendem Therapieerfolg nach 6–12 Monaten sollte die Behandlung mit Teduglutid beendet werden. Länger wirksame GLP-2-Analoga werden derzeit in Studien untersucht.

Eine Übersicht über häufig eingesetzte Medikamente für Kinder und Erwachsene findet sich in Tab. 10.1.

Tab. 10.1 Häufig eingesetzte Medikamente bei Kurzdarmsyndrom. Die Autorin übernimmt keine Verantwortung für Indikationen, Kontraindikationen und Dosierungen und verweisen auf die entsprechenden Fachinformationen der Hersteller

Medikament	Indikation	Dosis Kinder	Dosis Erwachsene	Kontraindikationen
Protonenpumpenhemmer	Gastrale Hypersekretion	Omeprazol/Pantoprazol, 1–2 mg/kg/d in 1–2 ED, ggf. intravenös	z. B. Esomeprazol, 2 × 40 mg initial, 1 × 40 mg im Verlauf	–
Gallensäurebinder	Resektion des terminalen Ileums, chologene Diarrhö	Colestyramin, 2–6 Jahre: 1–4 g/d in 4 ED; 6–18 Jahre: 16 g/d in 4 ED	240 mg/kg/d in 2–3 ED, max. 16 g/d	Ausgedehnte Dünndarmresektion, kein oder wenig Kolon in Kontinuität, ausbleibende Wirkung
Motilitätshemmer (Loperamid, Codein)	hohe Stuhlfrequenz, hohes Stuhlvolumen	Loperamid, 0,1 mg/kg/ Dosis, 0,5 mg/kg/d, max. 12 mg/d	– Loperamid, 8–16–24 mg/d – Codein, 60–100 mg/d	Intestinale Stenosen, Dysmotilität
UDCA	Cholestase unter parenteraler Ernährung	2 × 10 mg/kg/d	2 × 500 mg/d	Ausgedehnte Resektion des distalen Ileums
Teduglutid	Kurzdarmsyndrom mit Abhängigkeit von parenteraler Ernährung	0,05 mg/kg 1× tgl. subkutan	0,05 mg/kg, 1× tgl. subkutan	Stenosen, Malignome

ED Einzeldosis, *tgl.* täglich, *UDCA* Ursodeoxycholsäure

Literatur

1. Lakananurak N, Wall E, Catron H, Delgado A, Greif S, Herlitz J, Moccia L, Mercer D, Vanuytsel T, Kumpf V, Berner-Hansen M, Gramlich L (2023) Real-world management of high stool output in patients with short bowel syndrome: an international multicenter survey. Nutrients 15(12). https://doi.org/10.3390/nu15122763
2. Li S-TT, Grossman DC, Cummings P (2007) Loperamide therapy for acute diarrhea in children: systematic review and meta-analysis. PLoS Med 4(3):e98. https://doi.org/10.1371/journal.pmed.0040098
3. Billiauws L, Maggiori L, Joly F, Panis Y (2018) Medical and surgical management of short bowel syndrome. J Visc Surg 155(4):283–291. https://doi.org/10.1016/j.jviscsurg.2017.12.012
4. Höllwarth ME, Solari V (2021) Nutritional and pharmacological strategy in children with short bowel syndrome. Pediatr Surg Int 37(1):1–15. https://doi.org/10.1007/s00383-020-04781-2
5. Lamprecht G, Pape U-F, Witte M, Pascher A (2014) S3-Leitlinie der Deutschen Gesellschaft für Ernährungsmedizin e. V. in Zusammenarbeit mit der AKE, der GESKES und der DGVS: Klinische Ernährung in der Gastroenterologie (Teil 3) – Chronisches Darmversagen. Aktuel Ernahrungsmed 39(02):e57–e71. https://doi.org/10.1055/s-0034-1369922
6. Sainath NN, Bales C, Brownell JN, Pickett-Blakely O, Sattar A, Stallings VA (2022) Impact of pancreatic enzymes on enteral fat and nitrogen absorption in short bowel syndrome. J Pediatr Gastroenterol Nutr 75(1):36–41. https://doi.org/10.1097/MPG.0000000000003465
7. Vu MK, van der Veek PP, Frölich M, Souverijn JH, Biemond I, Lamers CB, Masclee AA (1999) Does jejunal feeding activate exocrine pancreatic secretion? Eur J Clin Investig 29(12):1053–1059. https://doi.org/10.1046/j.1365-2362.1999.00576.x
8. Barkun AN, Love J, Gould M, Pluta H, Steinhart H (2013) Bile acid malabsorption in chronic diarrhea: pathophysiology and treatment. Can J Gastroenterol 27(11):653–659. https://doi.org/10.1155/2013/485631
9. Kumpf VJ (2014) Pharmacologic management of diarrhea in patients with short bowel syndrome. JPEN J Parenter Enteral Nutr 38(1 Suppl):38S–44S. https://doi.org/10.1177/0148607113520618
10. San Luis VA, Btaiche IF (2007) Ursodiol in patients with parenteral nutrition-associated cholestasis. Ann Pharmacother 41(11):1867–1872. https://doi.org/10.1345/aph.1K229
11. Bioletto F, D'Eusebio C, Merlo FD, Aimasso U, Ossola M, Pellegrini M, Ponzo V, Chiarotto A, de Francesco A, Ghigo E, Bo S (2022) Efficacy of teduglutide for parenteral support reduction in patients with short bowel syndrome: a systematic review and meta-analysis. Nutrients 14(4). https://doi.org/10.3390/nu14040796
12. Pironi L, Allard JP, Joly F, Geransar P, Genestin E, Pape U-F (2024) Use of teduglutide in adults with short bowel syndrome-associated intestinal failure. Nutr Clin Pract 39(1):141–153. https://doi.org/10.1002/ncp.11015
13. Lambe C, Talbotec C, Kapel N, Barbot-Trystram L, Brabant S, Nader EA, Pigneur B, Payen E, Goulet O (2023) Long-term treatment with teduglutide: a 48-week open-label single-center clinical trial in children with short bowel syndrome. Am J Clin Nutr 117(6):1152–1163. https://doi.org/10.1016/j.ajcnut.2023.02.019
14. Raghu VK, Binion DG, Smith KJ (2020) Cost-effectiveness of teduglutide in adult patients with short bowel syndrome: Markov modeling using traditional cost-effectiveness criteria. Am J Clin Nutr 111(1):141–148. https://doi.org/10.1093/ajcn/nqz269
15. Raghu VK, Rudolph JA, Smith KJ (2021) Cost-effectiveness of teduglutide in pediatric patients with short bowel syndrome: Markov modeling using traditional cost-effectiveness criteria. Am J Clin Nutr 113(1):172–178. https://doi.org/10.1093/ajcn/nqaa278
16. Blüthner E, Pape U-F, Tacke F, Greif S (2023) Quality of life in teduglutide-treated patients with short bowel syndrome intestinal failure-a nested matched pair real-world study. Nutrients 15(8). https://doi.org/10.3390/nu15081949

Substitution von Vitaminen, Mineralstoffen und Spurenelementen

11

Martina Kohl-Sobania

Inhaltsverzeichnis

11.1 Fettlösliche Vitamine.. 137
11.2 Vitamin B_{12}... 138
11.3 Eisen... 138
11.4 Zink und Selen... 139
11.5 Kalzium.. 139
Literatur... 139

Fett- und wasserlösliche Vitamine und Spurenelemente werden der täglichen parenteralen Ernährung in ausreichender Menge zugesetzt, sodass für die substituierten Substanzen selten ein Mangel zu erwarten ist. Im Zuge der Entwöhnung von parenteraler Ernährung über infusionsfreie Nächte und besonders bei enteral autonomen Patienten steigt das Risiko für Mangelerscheinungen, wenn die Resorption aus natürlichen Nahrungsmitteln nicht ausreicht.

11.1 Fettlösliche Vitamine

Die zusätzliche Substitution von fettlöslichen Vitaminen wird besonders bei enteral autonomen Patienten mit einer Fettmalabsorption durch einen Mangel an Gallensäuren erforderlich. Um die Betroffenen adäquat mit fettlöslichen Vitaminen zu versorgen, ist die parenterale Gabe ein sicherer Weg. Vitamin D kann intramuskulär appliziert werden. Die Verfügbarkeit eines intramuskulären Kombinationspräparats,

---

M. Kohl-Sobania (✉)
Klinik für Kinder- und Jugendmedizin, Universitätsklinikum Schleswig-Holstein, Lübeck, Deutschland
e-mail: Martina.Kohl-Sobania@uksh.de

das die Vitamine A, D, E, K liefert, ist problematisch, da ein Hersteller die Produktion eingestellt hat.

Die orale Gabe fettlöslicher Vitamine ist in dieser Situation ebenfalls möglich. Vitamin K wurde ursprünglich für die Neonatologie entwickelt und ist als wasserlösliches orales Präparat verfügbar.

Eine Alternative für die orale Substitution der Vitamine A, D und E können Präparate sein, die auf Tocofersolan basieren. Tocofersolan ist ein mizellenbildendes Vitamin E, das für den Transport von Vitamin A und D genutzt wird. Auf diesem Prinzip basierende Präparate liefern die Vitamine A, D und E in einer wasserlöslichen Form. Sie wurden für Kinder mit cholestatischen Lebererkrankungen zugelassen [1]. Dass eine Substitution bei Patienten mit Kurzdarmsyndrom und Gallensäuremangel gelingt, ist bisher kaum in der Literatur belegt. Die Wirksamkeit wurde nur in einem Einzelfallbericht an einem erwachsenen Patienten mit Vitamin-E-Mangel beschrieben [2]. Alternativ kann auch die hoch dosierte tägliche orale Substitution von fettlöslichen Vitaminpräparaten ausreichend sein.

Die regelmäßige Überprüfung der Versorgung mit fettlöslichen Vitaminen ist bei Patienten mit Kurzdarmsyndrom ohne parenterale Ernährung in jedem Fall ein wichtiger Teil des regelmäßigen Monitorings.

11.2 Vitamin B_{12}

Vitamin B_{12} wird über den im Magen gebildeten Intrinsic Factor im terminalen Ileum resorbiert. Fehlt dieser Darmabschnitt bei enteral autonomen Patienten mit Kurzdarmsyndrom, entsteht mit der Zeit ein Vitamin-B_{12}-Mangel, der durch eine zusätzliche Vitamin-B_{12}-Substitution behoben werden muss.

Vitamin B_{12} lässt sich intramuskulär, subkutan oder intravenös injizieren. Da ein geringer Anteil von Vitamin B_{12} über passive Diffusion resorbiert wird, ist auch die hoch dosierte orale Gabe von 1000 bis 2000 µg/d möglich und ähnlich effektiv wie die intramuskuläre Applikation [3]. Insbesondere, wenn noch kein klinisch relevanter Mangel vorliegt, bewahrt die orale Substitutionsmöglichkeit Patienten vor schmerzhaften regelmäßigen intramuskulären Injektionen. Es kann sogar bei nachgewiesenem Mangel gelingen, den Mangel durch eine hoch dosierte orale Gabe auszugleichen [4].

Nach partieller und vollständiger Resektion des terminalen Ileums sollte der Vitamin-B_{12}-Status auch unter Substitution überwacht werden.

11.3 Eisen

Bei Patienten mit einem Kurzdarmsyndrom ist Eisenmangel häufig zu finden [5]. Die intravenösen Spurenelementpräparate enthalten kein Eisen. Durch intestinale Blutverluste bei chronischer Entzündung der Darmschleimhaut im Zusammenhang mit bakterieller Fehlbesiedelung oder Anastomosenulzera geht dem Körper Eisen verloren.

Die Resorption von Eisen erfolgt bereits im Duodenum, sodass auch Patienten mit einem langstreckigen Kurzdarmsyndrom von einer oralen Eisensubstitution profitieren. Eine intravenöse Eisensubstitution ist ebenfalls möglich.

Unter den verfügbaren Präparaten gibt es Unterschiede in der Zulassung hinsichtlich der Altersbeschränkung, der Toxizität und der maximalen Menge an Eisen, die über eine Infusion verabreicht werden können. Aufgrund von Unverträglichkeitsreaktionen im Sinne einer anaphylaktoiden oder anaphylaktischen Reaktion soll die Infusion langsam und unter ärztlicher Überwachung erfolgen.

11.4 Zink und Selen

Da dem Körper bei Durchfällen Zink und Selen verloren gehen, ist eine erhöhte Substitution dieser beiden Spurenelemente bei Patienten mit Kurzdarmsyndrom oft erforderlich [6].

Zink und Selen lassen sich leicht über die parenterale Ernährung zuführen. Die gängigen Spurenelementpräparate, die der parenteralen Ernährung zugesetzt werden, enthalten Zink und Selen, die Menge ist jedoch nicht in jedem Präparat identisch. Beide Spurenelemente können ergänzend auch als Monosubstanz in die Infusionslösung gegeben werden.

Eine orale Substitution ist ebenfalls möglich, die gastrointestinale Zinkresorption ist jedoch komplex und fällt durch vielfältige Interaktionen variabel aus.

11.5 Kalzium

Nicht resorbierte Fettsäuren binden Kalzium zu schwer löslichen Kalkseifen. Das im Darmlumen befindliche Kalzium steht dadurch Oxalat aus der Nahrung und Bilirubin nicht mehr zur Bindung zur Verfügung. Gebundenes Kalziumoxalat und Bilirubin werden im Stuhl ausgeschieden, während die beiden Substanzen ungebunden im Kolon rückresorbiert werden, was die Bildung von Nieren- und Gallensteinen fördert.

Bei Patienten mit Kolon in Kontinuität, insbesondere bei gleichzeitig reseziertem terminalem Ileum, kann daher eine orale Kalziumsupplementierung sinnvoll sein [7].

Literatur

1. Argao EA, Heubi JE (1993) Fat-soluble vitamin deficiency in infants and children. Curr Opin Pediatr 5(5):562–566. https://doi.org/10.1097/00008480-199310000-00008
2. Traber MG, Schiano TD, Steephen AC, Kayden HJ, Shike M (1994) Efficacy of water-soluble vitamin E in the treatment of vitamin E malabsorption in short-bowel syndrome. Am J Clin Nutr 59(6):1270–1274. https://doi.org/10.1093/ajcn/59.6.1270

3. Wang H, Li L, Qin LL, Song Y, Vidal-Alaball J, Liu TH (2018) Oral vitamin B12 versus intramuscular vitamin B12 for vitamin B12 deficiency. Cochrane Database Syst Rev 3(3):CD004655. https://doi.org/10.1002/14651858.CD004655.pub3
4. Lacombe V, Vinatier E, Roquin G, Copin M-C, Delattre E, Hammi S, Lavigne C, Annweiler C, Blanchet O, Chao L, de Barca JM, Reynier P, Urbanski G (2024) Oral vitamin B12 supplementation in pernicious anemia: a prospective cohort study. Am J Clin Nutr 120(1):217–224. https://doi.org/10.1016/j.ajcnut.2024.05.019
5. Namjoshi SS, Muradian S, Bechtold H, Reyen L, Venick RS, Marcus EA, Vargas JH, Wozniak LJ (2018) Nutrition deficiencies in children with intestinal failure receiving chronic parenteral nutrition. JPEN J Parenter Enteral Nutr 42(2):427–435. https://doi.org/10.1177/0148607117690528
6. Btaiche IF, Carver PL, Welch KB (2011) Dosing and monitoring of trace elements in long-term home parenteral nutrition patients. JPEN J Parenter Enteral Nutr 35(6):736–747. https://doi.org/10.1177/0148607111413902
7. Höllwarth ME, Solari V (2021) Nutritional and pharmacological strategy in children with short bowel syndrome. Pediatr Surg Int 37(1):1–15. https://doi.org/10.1007/s00383-020-04781-2

Teil V
Herausforderungen im Alltag von Patientinnen und Patienten mit Kurzdarmsyndrom

Das Leben mit Kurzdarmsyndrom stellt betroffene Erwachsene sowie Kinder und Jugendliche vor zahlreiche Herausforderungen, die über die körperlichen Symptome hinausgehen. Neben der medizinischen Versorgung spielen vor allem soziale Aspekte eine entscheidende Rolle. Die Teilhabe z. B. an gemeinsamen Mahlzeiten, verschiedenen Anlässen und Aktivitäten erfordert ein tiefes Verständnis für die Ernährungsformen dieser Patientengruppe – sowohl aufseiten der Betroffenen wie aufseiten der Behandler. In diesem Teil werden verschiedene Themen beleuchtet, u. a. der Einsatz des Euroschlüssels zur Ermöglichung des Zugangs zu barrierefreien Toiletten in Europa oder der Umgang mit erhöhtem Durstempfinden. Ein weiterer Schwerpunkt ist die Förderung eines kurzdarmspezifischen Essverhaltens bei Kindern; hierzu werden auch Rezeptvorschläge für Geburtstagskuchen und Desserts präsentiert.

12 Ernährungsbezogene Herausforderungen im Alltag von Kindern und Jugendlichen mit Kurzdarmsyndrom

Johannes Hilberath und Valerie Stolz

Kinder und Jugendliche mit Kurzdarmsyndrom werden im Alltag vor verschiedenste Herausforderungen gestellt. Der Umgang und die Versorgung mit heimparenteraler Ernährung oder Stomata sind offensichtlich, soziale Komponenten wie die Teilhabe an gemeinsamen Mahlzeiten ohne Einschränkungen jedoch für Außenstehende nicht unbedingt nachvollziehbar. Die in Familien etablierten Ernährungsgewohnheiten passen nicht immer für das Kind mit Kurzdarmsyndrom. So kann es eine Herausforderung sein, eine vermeintlich gesunde, kalorienarme Ernährung der Eltern an die Bedürfnisse des kranken Kindes anzupassen. Häufig müssen Kompromisse auf beiden Seiten eingegangen werden – als Beispiele seien der Anteil tierischer Lebensmittel, Obst oder Rohkost genannt. Hier ist das gesamte Behandlungsteam gefordert, die Familien zu begleiten und zu unterstützen.

Die Ernährungsempfehlungen bei Kurzdarmsyndrom wurden in den vorherigen Kapiteln ausführlich dargestellt. In der Praxis empfiehlt es sich, Eltern von Beginn an die Bedeutung von Ernährungsregeln zu vermitteln und die Kinder früh in die Schulung dieser Besonderheiten einzubeziehen, um in Vorbereitung auf das steigende Lebensalter, Verständnis und Kompetenz der Betroffenen zu stärken. Im familiären Alltag ist das Befolgen der Ernährungsgrundlagen sicherlich einfacher, die Herausforderungen steigen mit der ersten Geburtstagsfeier in der Kindertagesstätte, Spielverabredungen in fremden Haushalten, Freizeiten, Ausgehen mit Freunden und in der Pubertät. Bei jungen Kindern sind die Eltern gefordert, das Umfeld der Kinder wie Kindergarten, Schule und Eltern von Freunden auf mögliche Probleme im Zusammenhang mit dem Essen aufmerksam zu machen und gemeinsam zu prüfen, was das Kind mit Kurzdarmsyndrom essen kann und was vermieden werden sollte. Mit zunehmendem Alter können die Kinder und Jugendlichen mehr und

---

J. Hilberath (✉) · V. Stolz
Klinik für Kinder- und Jugendmedizin, Abteilung I, Universitätsklinikum Tübingen, Tübingen, Deutschland
e-mail: Johannes.Hilberath@med.uni-tuebingen.de; Valerie.Stolz@med.uni-tuebingen.de

mehr für sich selbst sprechen und entscheiden, was sie zu sich nehmen. Für sie kann sich das Dilemma einstellen, nicht anders sein zu wollen als ihre Altersgenossen; Eis, Energydrinks und Alkohol (insbesondere auch Mischgetränke) sind typische Beispiele. Idealerweise können den Kindern und Jugendlichen statt Verboten geeignete Alternativen angeboten bzw. aufgezeigt werden. So können beispielsweise ungesüßte, isotonische sog. Sportgetränke eine akzeptierte und in moderaten Mengen von einigen Kindern vertragene Alternative darstellen.

Kritisch ist insbesondere eine zu hohe Zufuhr an Zucker in Form von Süßigkeiten jeglicher Art oder auch gesüßten Getränken, inklusive alkoholischer Getränke. Einige Patienten entwickeln, insbesondere wenn die Magenentleerung beschleunigt ist, eine ausgeprägte Hyperphagie mit großer Lust am Essen. Die Resorptionskapazität des Darms wird dadurch überfordert, und es entstehen osmotische Durchfälle. Hat sich ungebremstes Essverhalten etabliert, ist es Kindern und Jugendlichen nur schwer zu vermitteln, kleinere Portionen zu essen oder das Trinken zu regulieren.

Eine frühe Prägung an eher herzhafte Speisen ist durchaus empfehlenswert. Sollten süße Lebensmittel und Getränke dennoch in den Fokus geraten, kann in begrenztem Maß auf Lebensmittel mit Süßstoffen zurückgegriffen werden (s. Abschn. 6.1.2).

Die Zusammensetzung der Mahlzeiten aus den Hauptkomponenten (Fett, Eiweiß, Kohlenhydrate) und die Zubereitung sind von hoher Bedeutung und sollten daher im Rahmen von Ernährungsschulungen früh geübt werden. So macht es einen Unterschied, ob ein Apfel in Form von Apfelsaft, der puren Frucht oder im Rahmen eines ballaststoffhaltigen Müslis mit fettreichem Naturjoghurt verspeist wird.

▶ **Praxistipp** Im Folgenden finden Sie Rezeptvorschläge für Geburtstagskuchen, Gebäck und Desserts. Diese Rezepte können hierbei individuelle Besonderheiten nicht ausreichend berücksichtigen, sollen aber eine Anregung für geeignetere Ausnahmen darstellen.

Käsekuchen ohne Boden
Zutaten:

- 1 kg Magerquark
- 6 Eier
- 100 g (Vollkorn-)Mehl
- 2 Esslöffel (EL) (Vollkorn-)Grieß
- ½ Packung Vanillepuddingpulver
- 100 g Butter
- 350 g Puderzuckerersatz (z. B. fein gemahlenes Erythrit)
- Etwa ½ Päckchen Backpulver
- 1 Teelöffel (TL) echte Vanille
- Etwas geriebene Zitronenschale
- 1 EL Zitronensaft

Zubereitung: Alle Zutaten gründlich miteinander mischen und in eine Springform geben. Ofen auf 170 °C vorheizen. Etwa 1 h bei Ober-/Unterhitze und nur ca. 55 min bei Umluft backen. Nach dem Backen den Kuchen im Ofen mit einem Spaltbreit geöffneter Tür abkühlen lassen, damit er nicht zusammenfällt.

Zubereitungszeit: 30–40 min

Tipp: Der Kuchen schmeckt noch feiner, wenn die Mischung vor dem Backen eine halbe Stunde im Kühlschrank steht, danach nochmals umgerührt wird und erst dann in die Springform gefüllt wird.

Joghurt-Waffeln

Zutaten:

- 2 Eier
- 250 g (Vollkorn-)Mehl
- 200 ml Milch
- 200 g Naturjoghurt
- ½ Päckchen Backpulver
- 1 Schuss Mineralwasser
- Vanille
- 80 g Zuckerersatz
- Öl zum Einfetten

Zubereitung: Die Eier mit der Milch und dem Naturjoghurt aufschlagen und nacheinander Mehl, Backpulver und Zuckerersatz dazugeben. Anschließend das Mineralwasser und die Vanille unterrühren. Das Waffeleisen auf mittlerer Stufe erhitzen und mit dem Öl einfetten. Anschließend etwa 11 Waffeln aus dem vorhandenen Teig backen.

Tipp: Mit etwas Puderzuckerersatz, Mandelmus und Obst belegt schmecken die Waffeln noch besser.

Eiscreme

Zutaten:

- 250 g Milch
- 60 g Eigelb
- 100 g Schlagsahne
- ½ Vanilleschote
- Zuckerersatz

Zubereitung: Die Milch in einen Kochtopf geben, Eigelb und Vanillemark dazugeben und alles unter Rühren kurz aufkochen lassen. Erkalten lassen und dann die steif geschlagene Schlagsahne unterheben. Die Masse in ein flaches Gefäß geben und in den Gefrierschrank stellen. Alle halbe Stunde mit einer Gabel kräftig umrühren.

Tipp: Mit Zimt verfeinert schmeckt die Eiscreme auch sehr lecker.

Schokoladenaufstrich

Zutaten:

- 2 EL Mandelmus (ungesüßt)
- 2 EL Sahne
- 1 TL Backkakao
- Etwas Zuckerersatz (z. B. Stevia oder Erythrit)

Zubereitung: Alle Zutaten in eine Schüssel geben und verrühren. Fertig! Diese Creme ist so schnell herzustellen, dass sie stets frisch zubereitet werden kann.

Herausforderungen im Alltag von Erwachsenen mit Kurzdarmsyndrom

13

Madeleine Aschhoff und Lydia Lambert

Inhaltsverzeichnis

13.1 Der Euroschlüssel als Zugangssystem für behindertengerechte Einrichtungen in Europa.. 148
13.2 Einsatz von Colestyramin bei Ileostoma... 148
13.3 Erhöhtes Durstempfinden.. 149
Literatur.. 149

Das Leben mit einem Kurzdarmsyndrom bringt für betroffene Erwachsene eine Vielzahl von Herausforderungen mit sich, die sowohl physische als auch psychosoziale Aspekte umfassen. Dazu gehören z. B. der Zugang zu geeigneten Mitteln wie dem Euroschlüssel. In diesem Kapitel wird außerdem darauf eingegangen, wie der Einsatz von Colestyramin zur Regulierung des Stuhl- und Stomaverlusts erfolgen kann. Daneben wird das Management eines gesteigerten Durstempfindens betrachtet.

M. Aschhoff (✉)
Medizinische Klinik B für Gastroenterologie, Hepatologie, Endokrinologie und Klinische Infektiologie, Universitätsklinikum Münster, Münster, Deutschland

L. Lambert
BA.Unternehmensgruppe, Ibbenbüren, Deutschland
e-mail: llambert@ba-unternehmensgruppe.de

© Der/die Autor(en), exklusiv lizenziert an Springer-Verlag GmbH, DE, ein Teil von Springer Nature 2025
J. Hilberath et al. (Hrsg.), *Kurzdarmsyndrom - Ernährungstherapie bei Kindern und Erwachsenen*, https://doi.org/10.1007/978-3-662-70596-4_13

13.1 Der Euroschlüssel als Zugangssystem für behindertengerechte Einrichtungen in Europa

Patienten mit schweren Durchfällen oder Stomaanlagen haben oft große Schwierigkeiten, in der Öffentlichkeit schnell Zugang zu einer Toilette zu finden. Das Eurozylinderschloss und der Euroschlüssel bieten eine Lösung für dieses Problem, indem sie den barrierefreien Zugang zu behindertengerechten Einrichtungen in ganz Europa ermöglichen. Diese speziellen Schlösser und Schlüssel sind standardisiert und erleichtern es Menschen mit besonderen Bedürfnissen, die benötigten Einrichtungen schnell und einfach zu nutzen. Dadurch wird ihre Mobilität und Lebensqualität erheblich verbessert [1].

Das Eurozylinderschloss und der Euroschlüssel wurden 1986 als europaweit einheitliches Schließsystem für behindertengerechte Anlagen eingeführt, das mittlerweile weitverbreitet in Deutschland, Österreich und der Schweiz anzutreffen ist. Personen im Besitz eines Euroschlüssels haben Zugang zu diesen Einrichtungen, darunter Behindertentoiletten in Städten, öffentlichen Gebäuden, Bahnhöfen, Autobahnraststätten, Hochschulen, Freizeitanlagen und Kaufhäusern. Dieser spezielle Schlüssel gewährt ausschließlich einer bestimmten Personengruppe Zutritt, die auf spezielle Einrichtungen angewiesen ist. Um die teils kostspieligen Anlagen vor Vandalismus zu schützen und die Sauberkeit sowie Hygiene zu gewährleisten, ist diese zusätzliche Sicherung erforderlich. Durch die begrenzte Anzahl an Nutzern kann dies effektiver gewährleistet werden als bei einem uneingeschränkten Zugang für alle [1].

13.2 Einsatz von Colestyramin bei Ileostoma

Das Medikament Colestyramin bindet u. a. Gallensäuren im Darm und wirkt somit dem Durchfall entgegen. Es handelt sich um ein verschreibungspflichtiges Arzneimittel, das ausschließlich auf ärztliche Anweisung eingenommen werden darf.

Colestyramin ist für Patienten mit Kurzdarmsyndrom bei intaktem Kolon verordnungsfähig (s. Abschn. 10.4). Bei Patienten mit Ileostoma, die unter dünnflüssigen Stühlen leiden, kann Colestyramin auch *off-label* eingesetzt werden, um die Stuhlkonsistenz zu verbessern. Darüber hinaus kann der Einsatz von Colestyramin in Erwägung gezogen werden, um einer Toxizität von Gallensäuren auf die parastomale Haut entgegenzuwirken.

Bei der Einnahme von Colestyramin als Pulver oder Kautablette ist eine disziplinierte Vorgehensweise erforderlich. In der Regel können 4 × täglich 4 g des Medikaments eingenommen werden; sowohl die genauen Einnahmezeitpunkte als auch die Einnahme im zeitlichen Abstand zu anderen Medikamenten sollten ebenfalls festgelegt werden.

Im stationären Umfeld kann Colestyramin bei Patienten mit Ileostoma entsprechend verabreicht werden. Bei einer ambulanten Weiterbehandlung kann jedoch die Verschreibung von Colestyramin problematisch sein, da es sich in diesem Fall um eine zulassungsüberschreitende Anwendung (Off-Label-Use) handelt.

13.3 Erhöhtes Durstempfinden

Eine gesteigerte orale Flüssigkeitszufuhr, die häufig mit einem erhöhten Durstempfinden korreliert, kann die Ursache für einen erhöhten Stuhl- und Stomaverlust sein.

In diesem Zusammenhang sind folgende Maßnahmen zu empfehlen: Zunächst sollte eine orale Flüssigkeitsbilanzierung durchgeführt werden, ggf. ergänzt durch eine parenterale Hydratationstherapie. Des Weiteren ist es ratsam, Getränke mit hohem Anteil an Disacchariden oder ausschließlich aus Disacchariden bestehende Getränke durch isotonische zu ersetzen. Schließlich sollten andickende Maßnahmen eingeleitet oder angepasst werden, um den Stuhl- und Stomaverlust zu reduzieren.

Literatur

1. Seh-Netz e.V. (2000–2025) Euroschlüssel für Behindertentoiletten. Schwerbehindertenausweis – Informationen für Menschen mit Behinderung. https://www.schwerbehindertenausweis.de/nachteilsausgleiche/mobilitaet-und-reisen/euroschluessel-fuer-behindertentoiletten. Zugegriffen am 09.04.2025

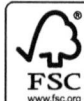

MIX
Papier aus verantwortungsvollen Quellen
Paper from responsible sources
FSC® C105338

If you have any concerns about our products,
you can contact us on
ProductSafety@springernature.com

In case Publisher is established outside the EU,
the EU authorized representative is:
**Springer Nature Customer Service Center GmbH
Europaplatz 3, 69115 Heidelberg, Germany**

Printed by Libri Plureos GmbH
in Hamburg, Germany